TIMONEIRAS

MARY PIPHER

TIMONEIRAS
ASSUMINDO O LEME DA VIDA COM O PASSAR DA IDADE

Tradução

Elizabeth Santos Ramos

1ª edição

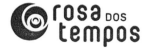

Rio de Janeiro

2021

Copyright © Mary Pipher, 2019

Esta tradução de *Women Rowing North* é publicada pelo Grupo Editorial Record mediante acordo com Bloomsbury Publishing Inc. Todos os direitos reservados.

Título original: *Women Rowing North: Navigating Life's Currents and Flourishing As We Age*

CIP-BRASIL. CATALOGAÇÃO NA PUBLICAÇÃO
SINDICATO NACIONAL DOS EDITORES DE LIVROS, RJ

P735t

Pipher, Mary, 1947-
    Timoneiras : assumindo o leme da vida com o passar da idade / Mary Pipher ; tradução Elizabeth Santos Ramos. – 1ª ed. – Rio de Janeiro: Rosa dos Tempos, 2021.

    Tradução de: *Women Rowing North: Navigating Life's Currents and Flourishing As We Age*
    ISBN 978-65-55-87246-0

    1. Mulheres – Psicologia. 2. Envelhecimento – Aspectos psicológicos. 3. Envelhecimento – Aspectos sociais. 4. Mulheres – Identidade. I. Ramos, Elizabeth Santos. II. Título.

                              CDD: 305.262
21-68820   CDU: 612.67:316.346.2-055.2

Camila Donis Hartmann – Bibliotecária – CRB-7/6472

Todos os direitos reservados. É proibido reproduzir, armazenar ou transmitir partes deste livro, através de quaisquer meios, sem prévia autorização por escrito.

Texto revisado segundo o novo Acordo Ortográfico da Língua Portuguesa.

Direitos desta edição adquiridos pela
EDITORA ROSA DOS TEMPOS
Um selo da
EDITORA RECORD LTDA.
Rua Argentina, 171 – Rio de Janeiro, RJ – 20921-380 – Tel.: (21) 2585-2000.

Seja um leitor preferencial Record.
Cadastre-se no site www.record.com.br
e receba informações sobre nossos
lançamentos e nossas promoções.

Atendimento e venda direta ao leitor:
sac@record.com.br

Impresso no Brasil
2021

A todas as mulheres que navegaram comigo.

Sumário

Introdução   9

Os desafios da jornada
1. Um novo trecho do rio   23
2. O estado das coisas   35
3. O corpo cansado   45
4. Intensidade e angústia   61
5. Cuidar   69
6. Devastada   77
7. Solidão e solitude   91

Aptidões para a jornada
8. Compreendendo quem somos   105
9. Fazendo escolhas conscientes   115
10. Construindo um bom dia   127
11. Criando uma comunidade   139
12. Construindo belas narrativas   151
13. Ancorando na gratidão   163

As pessoas no barco
14. Companheiras de viagem   177
15. Comandantes   187
16. A família como bote salva-vidas   197
17. Netos   207

A aurora boreal
18. Luar no rio: autenticidade e autoaceitação   221
19. Ampla visão   231
20. Tudo iluminado   241

Agradecimentos   251
Índice   253

INTRODUÇÃO

Timoneiras:
Assumindo o leme da vida com o passar da idade

"Tenho tudo de que necessito para ser feliz exatamente aqui, dentro de mim."

Jane Jarvis

Timoneiras: assumindo o leme da vida com o passar da idade trata de questões especificamente femininas enfrentadas na passagem da meia-idade para a velhice. A preocupação central, neste estágio da vida, com todos os seus percalços e prazeres, está em cultivar respostas resilientes para os desafios que enfrentamos. E a resiliência é construída com atenção e intenção. Podemos assumir a responsabilidade sobre nossas atitudes e nos concentrar em nossos pontos fortes e alegrias. Podemos nos aprofundar e encarar a verdade. Podemos aprender novas aptidões e nos adaptar a qualquer coisa. Sim, a qualquer coisa.

Em cada nova etapa da vida, esgotamos as estratégias que, em estágios anteriores, nos foram úteis. Nós nos vemos num ambiente que impõe mais desafios, para além do que é possível suportar. Se não nos fortalecermos, corremos o risco de nos tornarmos amargas. Quando os problemas ficam muito grandes, a atitude mais saudável é expandir nossas capacidades. Trata-se de um crescimento qualitativo. Nós nos tornamos mais profundas, mais generosas conosco e com os outros e mais capazes de atingir o bem-estar.

Embora atitude não seja tudo, é quase tudo. Na verdade, em muitas situações, é tudo que temos. Em particular, enquanto envelhecemos, podemos observar claramente que, nem sempre, temos o controle de tudo, mas temos escolhas. Aí está o nosso poder. Essas escolhas determinam se estagnamos ou crescemos como sujeitos plenamente realizados.

Evidentemente, o mundo não se divide em dois tipos de mulheres: as que crescem e as que não crescem. Todas nós nos encaixamos em ambos os grupos, ao longo de quase todos os dias da nossa vida. Às vezes, somos bravas lutadoras e seres humanos resilientes; outras, somos reativas e pessimistas. Dor, tristeza e raiva sempre estarão conosco. Mas com determinação, consciência e o aparato correto de competências, podemos navegar mais felizes.

Algumas mulheres afortunadas parecem ser naturalmente iluminadas, mas, para a maior parte de nós, a felicidade não chega fácil. Meu conhecimento sobre felicidade advém de eu ser alguém que precisou lutar contra a tristeza e a ansiedade, na maior parte da vida.

Sei como cuidar dos outros, de forma competente, mas aprender a cuidar de mim tem sido a luta de toda uma vida. Tenho uma árvore genealógica, cujos frutos incluem psicose, depressão, alcoolismo e suicídio. Quando menina, padeci bastante com a ausência de meus pais e me tornei a irmã mais velha excessivamente responsável e cuidadosa. Uma vez, disse a uma amiga que, teoricamente, eu era feliz, e ela me disse rindo: "Não se pode ser teoricamente feliz, assim como não se pode ser teoricamente orgástica."

Embora não possa considerar minha busca por alegria e felicidade um retumbante sucesso, aprendi ao caminhar. Não almejo a felicidade constante. Hoje, quando estou triste, sei como me ajudar. Sinto-me mais calma e menos reativa. Ainda tenho minha parcela de dias ruins e preciso de lembretes constantes para me fazer presente e exercer a gratidão, mas faço isso engajada num processo otimista, isto é, em vez de buscar um resultado perfeito, busco o que me faz feliz.

Para ser feliz nessa interseção, não podemos simplesmente nos resignar a uma versão diminuída do nosso eu mais jovem. Precisamos modificar nosso modo de pensar e agir. Este livro chama a atenção para as atitudes e aptidões de que precisamos, para nos libertar do passado, abraçar o novo, enfrentar a perda e vivenciar sabedoria, autenticidade e bem-estar.

Neste estágio da vida, perdemos alguns aspectos da nossa individualidade há muito instalados, mas acrescentamos novos e expandimos muitos outros. Aprendemos a equilibrar a perda de certos papéis, elaborando outros mais úteis e inovadores. Com sorte, nos tornamos mais leves e generosas com nós mesmas.

Dirijo-me a mulheres, que, como eu, estão no pico das mudanças. Completei setenta anos este ano. Aos sessenta ou setenta e poucos anos, as mulheres estão atravessando uma fronteira e, nas fronteiras, acontecem muitas coisas interessantes.

Evidentemente, as mulheres podem se ver numa zona de fronteira, em diferentes momentos da vida. Cronologicamente, a idade não é tão importante quanto a saúde. No século XXI, nós mulheres, em geral, decretamos a meia-idade lá pelo final dos sessenta anos. Até que vivenciemos uma crise séria de saúde ou a perda de alguém que amamos, seguiremos jovens.

A psicóloga do desenvolvimento, Bernice Neugarten, elaborou a diferença entre idade avançada jovem e idade avançada idosa. Enquanto conseguirmos fazer a maior parte do que queremos fazer, estaremos na idade avançada jovem. Quando a saúde modifica, de forma determinante, a maneira como vivemos, entramos na idade avançada idosa. No entanto, minha experiência própria é que muitas de nós estamos entre essas duas categorias, com vários tipos de problemas de saúde, como decréscimo da visão ou artrite. Conseguimos viver ainda quase do mesmo jeito, mas com adaptações.

A antropóloga Mary Catherine Bateson documenta o aumento da expectativa de vida das pessoas nascidas depois da Segunda Guerra Mundial. A maioria de nós tem a possibilidade de viver bem até os oitenta ou noventa anos. Ela sugere que chamemos estas últimas décadas de Fase Adulta II.

Ao longo deste livro, eu me baseio na minha própria experiência. Fui filha, irmã mais velha, esposa, mãe, avó e cuidadora de minha irmã diagnosticada com demência. Vi meus pais morrerem e tive no braço meus cinco netos, nos seus primeiros dias de vida.

Fui terapeuta, trabalhando principalmente com mulheres, ponto central da minha pesquisa. Ensinei Psicologia Feminina e Papéis Sexuais e de Gênero, na Universidade de Nebrasca. Escrevi e falei sobre mulheres durante toda a minha vida profissional.

Escrevo na condição de antropóloga cultural e psicóloga clínica, especializada em psicologia do desenvolvimento e trauma. No meu livro *O resgate de Ofélia: o drama da adolescente no mundo moderno*, publicado em 1994, escrevi sobre adolescentes; em *Timoneiras*, faço reflexões sobre mulheres mais velhas. Ambos os estágios da vida constituem curvas acentuadas do rio, exigindo-nos expandir nossas individualidades.

Da mesma forma que em *O resgate de Ofélia*, este livro examina uma etapa específica sob a perspectiva feminista, revelando a realidade da vida das mulheres, em oposição às narrativas culturais dominantes sobre nós. Somos muito mais complexas, intensas e fascinantes do que sugere a maioria das narrativas, nos Estados Unidos.

Nossa cultura nos apresenta uma visão misógina sobre quem somos, na condição de mulheres mais velhas. Temos que nos confrontar com a discriminação baseada na idade e com os desafios impostos pelo gênero. Na medida em que envelhecemos, nosso corpo, nossa sexualidade e nossas mentes são desvalorizados. Existem muitos estereótipos negativos a respeito de mulheres mais velhas, mas os que menos me agradam são as piadas sobre sogras, representadas como intrometidas, autoritárias, críticas e espaçosas. *Timoneiras* dá início a um novo diálogo sobre nossa complexidade, nossos desafios e talentos.

Ao contrário dos estereótipos culturais, muitas mulheres mais velhas são profundamente felizes. Um estudo do Brookings Institution, em 2014, sobre felicidade e envelhecimento, concluiu que as pessoas são menos felizes nos seus vinte, trinta e quarenta anos, e que adquirem apreço pela vida, na medida em que envelhecem. Na verdade, a maioria das mulheres se torna progressivamente mais feliz, depois dos cinquenta e cinco anos, estando no pico da felicidade, em torno do final da vida.

Dilip Jeste, da Universidade da Califórnia, em San Diego, concluiu, em 2016, que à medida que as pessoas envelhecem, relatam níveis mais elevados de satisfação, felicidade e bem-estar, e níveis mais baixos de ansiedade, depressão e estresse. Quanto mais velha uma pessoa, melhor sua saúde mental tende a estar. Os índices de felicidade das mulheres foram substancialmente mais altos do que os dos homens. Dados de um recenseamento recente, no Reino Unido, revelaram que as pessoas mais felizes eram mulheres entre os 65 e 79 anos de idade.

Há muitas teorias sobre a razão de as mulheres se saírem melhor do que os homens. Uma delas é, simplesmente, que nós tendemos a nos manter mais saudáveis e mais ativas. Também temos a tendência de cultivar as relações com parentes e amigos. Compreendemos como manter diálogos mais intimistas, conversar sobre nossas emoções mais profundas e entendemos a importância de ajudar os outros a falar sobre as suas próprias emoções. Podemos ser apoiadas por um companheiro de muito tempo e, frequentemente, por amizades de longa data.

Este ano, tive um exemplo claro da felicidade de mulheres mais velhas, quando troquei o centro recreativo da universidade, onde ensinei durante anos, por uma academia especializada em pessoas mais velhas. Pude observar uma grande mudança na atmosfera do vestiário. Na universidade, as mulheres jovens eram, em sua maioria, estressadas e infelizes. Durante os exercícios, falavam ao celular ou conversavam com as colegas sobre seu peso, suas finanças, estudos e relacionamentos. Quase todas escondiam o corpo, agachando-se, enquanto se despiam. A não ser em conversas sobre os fins de semana ou feriados, o bate-papo era, em geral, melancólico.

Por outro lado, no meu novo vestiário, nós, mulheres mais velhas, andávamos sem pudor, de um lado para o outro, nuas, de calcinha, ou de roupa de banho, mais pelo conforto do que propriamente sexy. Nosso corpo é flácido, cheio de cicatrizes, rugas e celulite. Mas será que nos importamos? Nem tanto.

Estamos mais interessadas no rosto de cada uma. Rostos que revelam décadas de alegrias e sofrimentos, e que, não raro, se abrem e acordam para o momento.

Mulheres mais velhas certamente falam sobre seus problemas, em particular, sobre aquilo que chamamos de "recitais de órgão", isto é, sobre saúde. Na maioria das vezes, entretanto, falamos sobre família, viagem, livros, filmes e diversão. Brincamos. Por exemplo, outro dia ouvi uma mulher dizer: "Quanto mais generosa você for com eles, mais tempo irá viver." Ao que outra mulher retrucou: "Você está falando sobre o quê?" Então, cada uma foi acrescentando: sobre os joelhos. As contas bancárias. Os maiôs. O marido.

Como administramos nossas dificuldades? Neste livro, argumento que nossa felicidade não é determinada pela genética, nem pelas circunstâncias externas. Ao contrário, a felicidade depende de como lidamos com aquilo que nos é dado.

Embora todos sofram, nem todos crescem. Nem todas as mulheres mais velhas se tornam idosas. Decisões bem-sucedidas, com relação aos desafios impostos ao nosso desenvolvimento, não surgem do nada. Não nos tornamos mais sábias sem esforço. Nosso crescimento exige que atentemos à visão perspectiva, administração das emoções, elaboração de narrativas positivas e construção de relações próximas. Desenvolvemos as aptidões necessárias para construir a alegria, a gratidão e as sensações, no nosso cotidiano. Aprendendo essas lições, cultivamos a resiliência emocional.

Temos a capacidade de cultivar a felicidade em nossa vida com humor, interesse pelos outros e gratidão. Evidentemente, não conseguimos fazer isso o tempo todo. Essa expectativa nos enlouqueceria. Podemos, todavia, desenvolver hábitos que nos possibilitem respostas mais otimistas.

É muito importante distinguir entre viver com afetividade e alegria, ou viver de maneira negativa. Uma escolha conduz ao entusiasmo; a outra, à morte emocional. Aprendi com meu trabalho como terapeuta que segredos, rejeições e fugas, invariavelmente, causam problema. Para seguir adiante é preciso enxergar com clareza.

Quando perdemos um ente querido ou tomamos conhecimento de que nossa saúde está deteriorando, a resposta natural é o desespero do corpo inteiro. Temos tendência a entrar em pânico, ficar atordoada e duvidar se conseguiremos sobreviver. À medida que emergimos do choque, sentimos também outras dolorosas emoções. Não nos recuperamos sem dor. Durante algum tempo, a cura para a dor é a dor.

Não recomendo controlarmos nossas emoções, mas ouvi-las. Elas nos dão informações que são vitais para a recuperação. Queremos vivenciar integralmente as emoções tanto no coração quanto no corpo. Se fizermos isso, gradativamente, caminharemos rumo à cura e à esperança.

Parte daquilo que nos permite apreciar profundamente nossa vida e saborear o tempo é o desespero que vivenciamos. Na verdade, isso vale bastante como trampolim rumo ao crescimento. Há um ciclo antigo e quase universal que implica trauma, desespero, luta, adaptação e decisão.

Trata-se de um ciclo de aprofundamento que nos prepara para qualquer coisa que virá. Abre nosso coração para os outros e nos ajuda a sentir gratidão diante de cada pequeno prazer.

Meus modelos não são mulheres que ignoraram a realidade, mas ativistas como Alice Paul, Tillie Olsen e Grace Boggs, que viram a realidade claramente e se determinaram a transformá-la em algo melhor. Sempre admirei a genialidade multifacetada de Margaret Fuller. No início dos anos 1800, ela fez campanha a favor do controle de natalidade e dos direitos das mulheres, declarando certa vez: "Aceito o universo." Mas ela o aceitava, no sentido de compreendê-lo e não de negar a realidade; atuava tanto em benefício das mulheres quanto apreciava a vida integralmente.

Que possamos todas alcançar a liberdade para ver, ouvir e sentir tudo. Isso não significa agir impulsivamente. Ao contrário, significa que, como Margaret Fuller, tenhamos a coragem de encarar a verdade frente a frente e, então, construir nossa felicidade.

Se a jornada ao longo deste nosso estágio da vida, por um lado, é potencialmente bela, por outro, é árdua. A velhice sempre se faz acompanhar da perda. Eventualmente, de uma forma ou de outra, iremos nos despedir de todos que amamos. Nos nossos sessenta e setenta anos, tendemos a passar mais tempo nos consultórios médicos do que nos concertos, e mais tempo em funerais do que nos casamentos. Navegar esse trecho do rio exige flexibilidade, tolerância à ambiguidade, receptividade a novas visões de mundo e a capacidade de conceituar todas as experiências positivamente.

As mulheres mais velhas são as que mais precisam de talento para a navegação, mas são também as que mais têm experiência em adquiri-lo. Resistimos às tormentas e temos uma longa perspectiva da jornada da vida. Podemos assumir responsabilidade pelas condições emocionais que criamos e vivenciamos.

Este estágio do desenvolvimento é uma experiência que implica "isso e aquilo". Muito provavelmente, sentimos tanto as tristezas mais profundas quanto os momentos de bem-estar. Por volta da época da morte dos pais, seguramos nosso primeiro neto ou primeira neta nos braços. Podemos ter problemas de saúde que nos limitam a mobilidade, mas podemos apreciar um concerto de Bach, assar uma torta para a visita de uma filha, ou arrumar uma cesta de piquenique e assistir ao pôr do sol na praia ou no campo.

Se fizermos boas escolhas e desenvolvermos as aptidões sobre as quais trato neste livro, iremos vivenciar muitos momentos de crescimento. Que possamos cultivar o objetivo de nos tornarmos mais curiosas e menos preocupadas, mais autoconfiantes e menos reativas. Podemos aprender a abraçar tudo. Integralmente. Apesar das circunstâncias da vida e das deficiências humanas, podemos encontrar a serenidade, a felicidade e a sabedoria.

Timoneiras é um guia para o êxito. Examina o que nos ampara, anima e enriquece, na medida em que navegamos por este estágio do desenvolvimento humano. Este período nos oferece a oportunidade de crescimento emocional, social e espiritual. Talvez o cerne do livro seja simplesmente "para tudo há jeito". Podemos sempre encontrar a boa correnteza da resiliência que nos leve adiante.

Este livro é descritivo e prescritivo. Compartilho o que aprendi sobre o crescimento, a partir da minha própria experiência de vida como terapeuta. Descrevo, por meio de entrevistas e histórias, a diversidade de pontos de vista de mulheres neste estágio da vida. Aprendemos umas com as outras. Este não é um livro sobre "como fazer". Espero que seja sobre "como pensar".

Entrevistei mulheres de todos os lugares dos Estados Unidos e com diferentes perfis econômicos, culturais e de escolaridade. Mulheres latinas, asiáticas, caucasianas, afro-americanas e indígenas compartilharam suas histórias. Estas mulheres diferiram muito, tanto em relação às coisas com que tinham que lidar, quanto no modo como conseguiam lidar com as situações. Algumas viviam em profunda tristeza. Outras eram mestras na arte do entusiasmo. Mas todas lutavam para administrar os desafios deste estágio da vida. Elas estavam tentando, da melhor maneira possível, ser felizes e competentes.

Com exceção de algumas poucas mulheres, que me pediram para usar seus verdadeiros nomes, as que entrevistei receberam pseudônimos. Algumas narrativas foram misturadas, e os detalhes, modificados, para proteger o anonimato. Conto histórias de muitas mulheres neste livro, entretanto, concentro-me em quatro delas, ao longo do tempo — Willow, Kestrel, Emma e Sylvia.

Incluo muitas das minhas próprias histórias e reflexões. Conheço-me melhor do que a qualquer outra pessoa. Vejo-me como uma típica mulher mais velha. Pertenço à classe média e vivo no centro do país, numa cidade universitária de porte médio. É uma cidade democrata, inserida num estado predominantemente republicano. Estou relativamente bem de saúde, embora com algumas limitações. Tenho meus humores, defeitos, decepções, exercito a autocrítica e tentarei me aperfeiçoar, quando estiver no leito de morte.

Mulheres na nossa idade variam de acordo com raça, origem cultural, emprego, status socioeconômico, região geográfica e preferências sexuais. Da mesma forma, oscilamos entre mulheres que cuidam, em tempo integral, daquelas que são cuidadas. Somos diferentes em relação a acesso a família, companheiros, amigas íntimas e grupos de apoio. Conheço mulheres que têm sessenta, e parecem estar completando noventa, enquanto outras, como minha amiga Debbie, de Los Angeles, que aos setenta e cinco anos está pronta para qualquer aventura. Diferimos na quantidade de dor emocional e física que suportamos, e na resiliência que podemos fazer emergir do fundo de nós. Algumas mulheres parecem difíceis de ser estimuladas e outras são impossíveis de ser contidas.

A maioria de nós existe entre esses extremos. Somos resilientes alguns dias, e em outros, não. Recuperamo-nos rapidamente de algum tipo de estresse, mas lutamos para chutar a bola novamente, em outra situação. O que de fato compartilhamos é a nossa posição no rio.

Não existe mulher que possa representar todas nós. Somos parceiras e, simultaneamente, somos únicas, saudáveis e enfermas, contentes e infelizes.

Trinta por cento das mulheres entre os sessenta e cinco e os sessenta e nove anos trabalham. Este livro apresenta, tão somente, amostras das riquezas e da variedade de mulheres no nosso estágio de vida.

A Parte I de *Timoneiras* considera os desafios do envelhecimento, inclusive a discriminação baseada em idade e aparência, afeto, perda e solidão. A Parte II trata das aptidões necessárias para que possamos conduzir o barco. Aqui se incluem a compreensão de si, as escolhas competentes, a construção de grupos de apoio, a administração de narrativas e a gratidão. Enfatizo a importância de sermos úteis. Barbara Kingsolver afirmou que "pessoas felizes descobriram que ser útil é como ter uma boa ferramenta". A Parte III leva os leitores em direção ao barco salva-vidas das relações de longa data. Tenhamos ou não família, precisamos viver de maneira interdependente com os outros. Nosso crescimento depende da interação: o isolamento é o caminho mais rápido para a estagnação. Finalmente, a Parte IV examina as recompensas deste estágio da vida, inclusive a autenticidade, as perspectivas aprimoradas e o bem-estar.

Como subtítulo deste livro, escolhi a expressão "assumindo o leme", em vez de navegar ou tocar, pois, para seguir no curso, precisamos nos esforçar, escolher uma atitude positiva e manter um forte senso de direção, na medida em que singramos em direção ao inverno e à terra de neve e gelo.

Sinto-me afortunada por ter um grupo de amigas que, há trinta anos, se juntam para nosso Acampamento de Mulheres. Sempre trabalhamos fora de casa e conversávamos sobre trabalho, chefes, colegas e assédio sexual. Algumas de nós tivemos filhos na mesma época. Falávamos sobre amamentação, início da dentição e treinamento para tirar as fraldas. Reclamávamos dos maridos. Mais tarde, havia questões sobre o sistema escolar e adolescentes rebeldes. Choramos e nos preocupamos, quando os filhos saíram de casa para estudar fora. Compartilhamos o mau humor dos anos de menopausa e tivemos alguns acampamentos que não foram em nada divertidos. Solidarizamo-nos na morte de nossos pais. E agora, nossa própria idade é o assunto central.

Esse grupo passou dias e noites no rio Platte, que é raso, se enrosca em meandros por meio do estado e é conhecido por ter "um quilômetro e meio de largura e dois centímetros e meio de profundidade". Mas nem sempre está raso. Na primavera, reforçado pela neve que descongela nas Montanhas Rochosas, o Platte urra com pedaços de gelo que se batem contra fortes correntes. No verão, quando chove muito, o Platte se transforma num buraco lamacento.

Quando imagino nossa jornada pelo rio, vejo minhas amigas conversando e rindo, remando o barco no Platte. Como em qualquer outra jornada, cada novo dia nos oferece surpresas, perigos e testes da nossa coragem, inteligência e determinação. Deparamo-nos com cardumes e obstruções de troncos, assim como sabugueiros em flor, poentes exuberantes e a algaravia de gansos silvestres.

Ao longo dos anos, minhas amigas e eu descobrimos muitos lugares ermos e selvagens. Invariavelmente, quando nos perdemos ou alguma coisa dá errado, uma de nós lembra às demais: "Lembre-se da primeira regra da natureza: tenha calma."

Esta é uma boa regra para ter em mente, enquanto percorremos nosso próprio rio do tempo. Se mantivermos o autodomínio, pensarmos com clareza e administrarmos as emoções com habilidade, vivenciaremos a alegria da vida. Se planejarmos com cuidado e nos organizarmos corretamente, se tivermos bons mapas e guias, a jornada poderá ser transcendental.

OS DESAFIOS DA JORNADA

1. Um novo trecho do rio

"O problema é que a velhice não é interessante até que se chegue lá, um país estrangeiro com uma língua desconhecida para os jovens e até mesmo para os de meia-idade."

Mary Sarton

"O sentido da vida, no final das contas, é que ela seja vivida, saboreada ao máximo, para que se possa atingir, com entusiasmo e sem medo, uma experiência mais nova e mais rica."

Eleanor Roosevelt

Há muitas vidas numa vida. Nasci nos Ozarks do Missouri, em 1947, de pais que acabavam de voltar para casa, após servir a Marinha, durante a Segunda Guerra Mundial. Isto me insere na crista da onda da geração *baby boom*. Cresci em Beaver City, Nebrasca, onde minha mãe era a médica da cidade, e eu, a filha mais velha, numa grande família. Vivíamos na periferia da cidade, e eu passava os dias lendo ou brincando junto ao riacho da cidade.

Quando adolescente, eu era socialmente inepta e desajeitada. Frequentava a igreja metodista, onde sinceramente jurei nunca beber, xingar, fumar ou transar fora do casamento. Na minha vitrola vermelha, tocavam musicais da Broadway como *Camelot*, *South Pacific* e *Flower Drum Song*. Mais tarde, no ensino médio, ouvia Dave Brubeck e Stan Getz e ansiava pelo dia em que fugiria do centro-oeste.

Depois do ensino médio, vivi outras vidas, todas em Nebrasca — como estudante universitária de Psicologia, mãe de crianças e esposa de Jim, psicólogo e músico. Trabalhei como terapeuta, escritora e palestrante. Nos últimos dezessete anos, venho vivenciando a grande experiência de ser avó de cinco netos, que moram próximo.

Existe continuidade entre essas vidas. Sempre amei estar em família e junto dos amigos, ter atividades ao ar livre, fazer longas caminhadas, nadar e apreciar o céu. Desde a minha juventude, encontrava conforto na leitura e sempre gostei de cuidar de pessoas e animais.

Mas percebo, também, grandes descontinuidades. Pouco me lembro da menina que usava um baby-doll de renda, dançava o Twist e lia a Bíblia, antes de apagar a luz e escutar os sucessos da estação de rádio KOMA. A jovem psicóloga que raspou da poupança duzentos dólares, para comprar um blazer xadrez e usá-lo para atuar como testemunha em um tribunal de júri, parece-me, hoje, uma estranha. Essas experiências anteriores parecem ter sido vividas por outra pessoa.

Muitos de nós éramos crianças na década de 1950, adolescentes nos anos 1960 e universitários no tempo da Guerra do Vietnã. Hoje, vivemos um novo estágio da vida em um novo século, conscientes da vulnerabilidade de tudo, inclusive de nós mesmas.

A única constante no universo é a mudança. A única coisa que podemos prever com relação à nossa vida é que tudo é imprevisível. Neste estágio da vida, seremos acometidos por crises internas e externas.

Quando as transições ocorrem e as individualidades mudam, um dos nossos maiores desafios é encontrar um novo sentido e propósito em nossa vida. Isso parece simples, mas não é. Como observou meu irmão médico, quando se aposentou por questões de saúde, "você não consegue simplesmente sair e comprar um quilo de objetivos". John está absolutamente correto. Construímos sentido, quando escolhemos o que fazer, como ajudar e que histórias nos contar.

Evidentemente, não precisamos ter objetivos todos os dias. Há momentos que queremos aproveitar para dormir, encontrar amigos e ir ao cinema. Tudo é uma questão de equilíbrio e contraste. Nós nos saímos melhor, quando aprendemos a trabalhar e descansar ao longo da vida.

De alguma forma, as mulheres têm mais sorte que os homens, pois as regras organizam nossa vida. Continuamos a fazer os serviços domésticos a cuidar da família e a encontrar os amigos. E muitas de nós experimentamos o que Margaret Mead chamou "SMP", o sabor da menopausa. Mas, para enfrentar os desafios deste estágio da vida, precisamos desenvolver certos hábitos. Nunca é tarde para fazer isso, já que foi impossível aprender na juventude.

Na medida em que envelhecemos, nosso corpo e relações se modificam e o ritmo da mudança acelera. Aos setenta, é improvável que possamos funcionar como quando tínhamos cinquenta. Precisamos de diferentes visões, habilidades melhores de navegação e novos paradigmas, para que possamos estruturar nossas experiências. O que funcionava ontem não será suficiente amanhã.

A mudança pode ser gradativa, mas nossa percepção disso vem aos borbotões. O ponto de transição de Ava ocorreu quando ela comprava um ingresso no Instituto de Arte de Chicago. O jovem na bilheteria perguntou-lhe se ela queria o desconto preferencial de idosa. Essa não era a abordagem costumeira de homens para Ava, o mulherão, que sempre atraíra o olhar masculino. Como era possível que este homem a visse como idosa?

Por um lado, ela sabia que estava com sessenta e cinco anos, mas por outro, ainda se via como mulher exuberante nos seus trinta. O marido e muitos outros homens que conhecia assim a tratavam. Eram os estranhos e desconhecidos que, de alguma forma, não conseguiam ver nela a Ava de trinta anos. Ela não deixava de desfilar nas calçadas, quando andava na rua, mas interpretava o silêncio dos homens como tradução de que não era mais atraente. Aquilo machucava.

A observação do jovem na bilheteria derrubou-a. Ela pôs a mão no coração e esperou até recuperar o fôlego. Só então, disse que queria o desconto.

Ava é uma mulher inteligente que sabe que a vida é mais do que sexualidade e beleza, mas estas foram peças críticas da sua identidade. Na medida em que vê sua atração desvanecer, sente-se desorientada. Segundo me disse, "não consigo me ver recatada e despercebida. Esta não sou eu".

Uma perspectiva comportamental em nossos sessenta e setenta anos de idade nos permite novas aberturas de coração e mente. Quando limitamos nossa crença ao nosso potencial de crescimento, limitamos também nosso estímulo em crescer. Com a lógica de que é possível desenvolver capacidades e talentos, todo lugar que visitamos se torna uma escola, e as pessoas que encontramos, professores. Os desafios e prazeres deste estágio são catalíticos. Podemos enxergar o amor no rosto dos amigos, saborear a chuva e ouvir o cantar dos pássaros. Podemos fazer isso, até ao sair de um funeral, ou quando padecemos de dor por causa da artrite.

Resiliência não é um atributo fixo, e temos a capacidade de administrá-la da mesma maneira com que cozinhamos, dirigimos ou fazemos ioga. O crescimento não é inevitável. Algumas mulheres se trancam no interior de seus pequeninos mundos, enroladas nos xales de ideias costumeiras, porém ultrapassadas. Outras se debilitam emocionalmente, ao longo do tempo, e lidam com os muitos golpes da vida, isolando-se e se fechando.

Como escreveu a romancista austríaca Marie von Ebner-Eschenbach, "a velhice transfigura ou fossiliza". Todos nós já encontramos alguém que está sempre reclamando, falando apenas de si próprio, ou criticando os outros, incapaz de olhar para si. Às vezes, somos assim. Todas nós ficamos ranzinzas, tristes e fazemos escolhas só por fazer. Perdemos batalhas contra nossos apetites e impulsos. No entanto, nunca é tarde para agirmos melhor.

Podemos aumentar nossa imaginação moral. Esta capacidade adicional de empatia advém do próprio sofrimento e da observação do sofrimento dos outros. A dor nos conduz ao fundo de nós mesmas e nos torna mais generosas. Também nos endurece. Aprendemos a resistir às correntes mais fortes. Podemos ser imagens de coragem. Isto não é apenas um ponto teórico. Vi acontecer com meus pacientes, amigos e membros da família.

Quando publiquei *O resgate de Ofélia*, minha filha cursava o ensino médio e minha carga horária de pacientes em terapia estava repleta de adolescentes, em vários níveis de dor, raiva e revolta. Eu queria explorar os desafios culturais que se apresentavam às meninas, na medida em que avançavam nesse estágio de desenvolvimento. Hoje, minha filha está com quarenta anos e tenho netas adolescentes. Grisalha, confronto os desafios culturais do meu próprio estágio de vida.

Assim como as adolescentes não podem mais permanecer no seio da família, nós mulheres mais velhas não podemos continuar protegidas pela certeza de sermos jovens, saudáveis e parte do fluxo normal da vida. Tanto adolescentes quanto idosas precisam elaborar para si um lugar na sociedade com responsabilidades e objetivos. E precisam lidar com um corpo que se transforma radicalmente e um novo conjunto de expectativas e estereótipos culturais.

Quando falei com Kate, minha neta adolescente, sobre este livro, frisei que todo estágio da vida é difícil. Olhando em retrospectiva minha vida, década por década, não encontro uma só que tenha sido livre de angústia.

Kate e eu estamos ambas lidando com desafios. Tenho questões de saúde e vou, frequentemente, a enterros de amigos. Kate, que está começando o ensino médio, depois de ter sido escolarizada em casa, depara-se com colegas e professores com pontos de vista divergentes. Está desenvolvendo gosto por novos tipos de música e literatura, e aprendendo mais sobre o mundo e sobre quem ela é. Kate é uma adolescente cheia de entusiasmo e bem equilibrada, e espero que venha a fazer boas escolhas. Mas não será fácil. Não é fácil para ninguém na idade dela.

Eu disse a ela que, quando era mais jovem, eu tinha mais problemas com relacionamentos que tenho hoje. Não sabia modular minhas emoções nem minhas paixões. Preocupava-me em encontrar uma parceria íntima para o resto da vida, encontrar uma carreira e sustentar minha família. Disse que hoje sou mais feliz do que quando meus filhos eram adolescentes, ou do que nos dias em que gozava de sucesso como escritora, quando estava na estrada, sempre correndo muito, ansiosa e exausta.

Aos setenta anos, estou mais calma e mais acomodada, e somente em visão retrospectiva minha vida parece organizada e centrada. A maior parte do tempo estava confusa diante do que acontecia. Sorte e oportunidade quase sempre foram determinantes. Com a informação que eu tinha disponível na época, vivia fazendo escolhas, sem conseguir antecipar o resultado de muitas delas.

Todos os estágios da vida nos apresentam alegrias e tristezas. Sorte e circunstância irão influenciar qual deles é o mais difícil para uma determinada pessoa. Mas a atitude e a consciência comandam o processo. A jornada pode ser redentora, se encontrarmos formas de crescer a partir das lutas que o estágio nos apresentar. Assim como as adolescentes têm que encontrar sua estrela-guia para se orientarem, nós, as mais velhas, temos que ter clareza sobre o tipo de mulher que queremos ser.

Nosso desenvolvimento é nutrido pela necessidade de adaptação às novas circunstâncias. O tempo passa tão rápido que nossa vida parece se dissipar como rastros de um avião no céu. Estamos sempre engajados num processo de reflexão e solução de problemas. Fazemos perguntas do tipo: "Agora que tenho tempo para viajar, aonde quero ir?"; "Já que minha melhor amiga se mudou para o Arizona, quem convido para ir ao cinema?"; "Com a minha dor na coluna, como posso carregar quinze quilos de semente para os pássaros?"

Ao mesmo tempo, exploramos questões mais amplas. Fiz bom uso do tempo e dos meus talentos? Estou fazendo isso agora? Amei? Estou amando? Fui amada? Sou amada agora? Qual o meu lugar no universo?

Enquanto buscamos respostas, podemos fazer escolhas sobre nossas atitudes. Para muitas de nós, uma combinação de sofrimento e felicidade é o que define este estágio da vida e alimenta nosso crescimento — podemos nos descrever como pessoas que vivem entre o "isso e aquilo". O sofrimento nos confere empatia, e a felicidade nos supre com esperança e energia. As contradições deste estágio da vida fazem deste momento um portal de expansão de nossa alma.

• • •

Aos setenta e dois anos de idade, Willow, com seus olhos castanho-escuros e cabelo ondulado avermelhado, está em forma e é elegante. Está no topo de uma longa e prazerosa carreira dedicada a serviços humanitários. É filha única de imigrantes russos, que morreram aos sessenta anos: o pai de um derrame, e a mãe, de um infarto.

Willow esperava morrer aos sessenta. Ironicamente, o medo contribuiu para sua excelente saúde. Nunca fumou, bebeu excessivamente ou usou drogas. Come de forma saudável e exercita-se no horário do almoço.

Sempre se sentiu vinte anos mais jovem. O marido, Saul, ainda a acha bonita e ela quase acredita nele.

Mesmo antes da morte dos pais, Willow tinha a mais plena consciência da finitude da vida. Eles sempre falavam de parentes que morreram, quando criança ou jovens adultos. Muitos da família foram mortos nos *pogrons* contra os judeus, no império russo e durante a Segunda Guerra Mundial. O pai contou-lhe uma vez que os judeus eram o povo que verdadeiramente compreendia a sacralidade do tempo.

Mas os autocuidados têm limites. Saul está diminuindo o ritmo de atividade, e Willow sabe que não pode continuar a dirigir a instituição em que trabalha por muito tempo. O conselho de diretores irá preferir uma liderança mais jovem. Uma diretora com oitenta anos de idade não é um bom cartão de visita. Muitos dos contatos que Willow cultivou morreram ou se aposentaram. Pessoas mais jovens estão hoje nesse rol, com energia para assumir expedientes de doze horas.

Entretanto, a única coisa que Willow sabe fazer é trabalhar. Seu senso de individualidade é quase idêntico ao de sua competência. Seus pais trabalhavam muito na lojinha de charutos e esperavam que ela fizesse a mesma coisa na escola. Estudava do amanhecer até a meia-noite e era a primeira aluna no ensino médio e na faculdade.

Desde a infância, na sua vizinhança pobre, Willow sonhava em trabalhar com os sem-teto e outras pessoas menos privilegiadas. Estudou Serviço Social na faculdade e, assim que se formou, encontrou emprego em um centro de saúde mental. O chefe de Willow a paquerava e era condescendente com suas atitudes, mas ela gostava dos pacientes. Logo, ela se viu dirigindo seu próprio programa e deixando para trás o chefe que a assediava.

Depois da faculdade e de dois anos de trabalho, sob a mesma pressão familiar, Willow casou-se com o namoradinho de escola. Ele era divertido e ambicioso, mas queria ter filhos e uma vida tradicional de família. Assim que começou a ganhar dinheiro, esperava que Willow engravidasse e parasse de trabalhar. Como ela não tinha interesse nesse projeto, o casal se divorciou, dois anos mais tarde.

Anos depois, Saul e Willow se conheceram na livraria de obras raras, que ele mantinha. Ambos compartilhavam admiração pela literatura e história russas. Após alguns anos de conversas sobre livros, Saul convidou Willow para sair. Tinham cinquenta anos quando se casaram. Ele era mais independente, culto e carinhoso do que o primeiro marido, e desta vez, Willow deixou claro que o trabalho para ela vinha em primeiro lugar.

Sua vida atual é exatamente o que ela quer. O casal mora num apartamento de sala e quarto, que é como um solário, perto do Central Park e do escritório de Willow. Como foi criada num apartamento pequeno, no porão da loja de charutos dos pais, luz e espaço são um luxo para ela.

Gosta de se vestir bem para ir ao escritório, num prédio antigo de esquina, na Rua 94. Geralmente, às sete horas, já está sentada à mesa de trabalho e ali permanece até as sete da noite. Mantém a porta de sua sala aberta e sabe os nomes de todos os pacientes com problemas de saúde mental. Sempre leva docinhos para os funcionários, no dia do aniversário de cada um. Alguns pacientes, como Ruby, o sem-teto dono do inseparável bastão de baliza, e Myron, o homem que se achava o vice-presidente da República, são como membros da família. Há décadas, Willow cuidava deles.

Uma vez, Saul perguntou se ela podia voltar mais cedo para casa e recebeu uma cortada: "Vou para casa quando terminar meu trabalho."

O marido esperou alguns meses, quando, numa noite, enquanto fazia massagem nos ombros de Willow, perguntou: "Não seria gostoso viajar e curtir a vida cultural da cidade? Se você não está pronta para se aposentar, acho que poderia diminuir o ritmo de trabalho a meio expediente."

Willow sentiu um frio subindo pela espinha e respondeu: "Para mim, aposentadoria é a palavra mais feia da nossa língua."

Dependendo das suas prioridades, Willow descreve-se como feliz ou infeliz. Enfatiza a prosperidade da vida atual ou a pobreza da infância, seu excelente estado de saúde ou a morte prematura dos pais, e os prazeres do trabalho ou o desejo do marido de que ela diminua a carga horária de trabalho.

Willow já não sobe mais os seis lances de escada ou tem na memória os nomes de todos os pacientes. A maior parte dos dias, está otimista e bem disposta, mas às vezes, particularmente no meio da noite, entra em pânico, pensando no futuro. Detesta a possibilidade de se tornar inútil e frágil.

• • •

Da mesma forma que Willow, nenhum de nós pode parar o tempo, mas, a menos que tenhamos perdido nossa capacidade de pensar e lidar com a vida, temos o potencial de nos desejar uma boa condição. Com determinação e gratidão, nós nos adaptamos. Além disso, se tivermos sido pessoas resilientes durante a vida, temos quase certeza de poder responder com habilidade às inevitáveis mudanças desta nova era.

Mesmo com a morte de seus amados parceiros, a maioria das mulheres eventualmente se recupera. Pouco tempo depois da morte do marido de minha colega Sarah, ela me disse: "Caminho por aí num estado de fuga. Estou encenando, na vida real, uma peça chamada *Minha nova vida*. Nunca mais serei feliz."

Sarah sofreu muito durante os primeiros dois anos em que se viu sozinha. Precisava de medicamentos para dormir e se sentia extremamente frágil. Seu mantra, na época, era "se estiver passando pelo inferno, continue caminhando". Cinco anos mais tarde, Sarah voltou a apreciar a vida. Chegou até a sair com alguns homens e recentemente disse: "Aprendi a jamais dizer nunca."

Os que nunca sofrem, tornam-se insuportáveis. Nossa profundidade advém da experiência vivida dentro de um leque amplo de emoções, inclusive grandes tragédias; nossa força deriva daquilo que poderia nos destruir. Ao superar um coração partido, aumentamos nossa tolerância em relação à dor. Como disse minha amiga Nora, "a morte de Leona me preparou para o acidente do meu filho que, por sua vez, me preparou para este momento terrível em que minha irmã está morrendo. Sei como a vida pode ser difícil e, portanto, aproveito todos os bons momentos."

Sem sofrimento, ignoramos uma porção de coisas. Com uma resposta transcendente ao sofrimento, nada é pequeno o suficiente para ser ignorado. É possível apreciar os damascos frescos, os dias lindos de outubro, e as visitas a amigos. Ativa e inteiramente.

Evidentemente, é mais fácil falar do que fazer. Nenhuma de nós consegue dar uma resposta transcendente a tudo. Este livro não promove a perfeição, mas o engajamento num processo que nos fará mais felizes.

Minha premissa é que existe muita coisa em jogo neste estágio da vida. Quanto mais isso é exigido de nós, maior a nossa capacidade de compaixão e apreço. O crescimento exige a cicatrização das tragédias, integrando-as a nossa totalidade. Embora tenhamos perdido muito, podemos nos empenhar em nos tornarmos mulheres que apreciam a vida.

Um dos maiores paradoxos neste estágio é que não apenas vivenciamos o maior número de catástrofes, como também o mais alto nível de bem-estar. Nossa satisfação advém de aceitarmos a vida como ela é. A sabedoria compensa nosso esforço. Podemos, com competência e confiança, navegar e vencer os obstáculos, bloqueios de troncos e aguaceiros. Podemos explorar os mistérios ao longo do rio do tempo, ajudando-nos mutuamente na navegação.

Tive consciência, tanto dos poderes dos outros em me ajudar, quanto da minha própria capacidade para encontrar o que precisava, no inverno de 2017. Durante a semana da posse de Donald Trump como presidente da República, participei de um retiro em Ghost Ranch, no Novo México, com a renomada professora budista, Joanna Macy. Ela reuniu ambientalistas, com o objetivo de pensarmos o futuro. Falamos de nossos medos, tristezas e raiva diante das terríveis notícias sobre a Mãe Terra e as mudanças climáticas. Choramos juntas e também dançamos e cantamos juntas.

Certa manhã, fomos incentivadas a caminhar ao ar livre e apreciar algo que nos dissesse alguma coisa. Depois, poderíamos nos sentar com aquele determinado objeto e observá-lo cuidadosamente. Em seguida, tínhamos que planejar uma pequena cerimônia envolvendo o objeto.

Enquanto caminhava na estrada de terra semicongelada, vestindo um casaco pesado de inverno, luvas e botas especiais, avistei o grande Chama Valley, onde os povos Tewa haviam vivido séculos atrás. Um rio prateado serpenteava o vale, acima do Ghost Ranch. Sobre o vale, estavam as Montanhas Sangre de Cristo, vermelhas, alaranjadas e cor-de-rosa, que lembravam as pinturas de Georgia O'Keeffe.

Dois corvos grasnavam sobre um galho morto de árvore e um bando de corruíras adornavam um pinheiro, como se decorassem uma árvore de Natal. Arbustos de pequenas flores amarelas brilhavam sob a luz do sol. Quase tudo me dizia alguma coisa. Eu continuava caminhando, ouvindo meus próprios passos estalando no chão, respirando o ar puro da montanha e imaginando qual seria meu objeto significativo.

Ao me aproximar do labirinto do Ghost Ranch, avistei-o. Sem qualquer reflexão consciente, eu sabia que era ele. A mudança na minha respiração me dizia isso. Na margem do arroio gorgolejante, estava um grande cacto coberto de frutos amarelos e espinhos. Os pálidos braços verdes esticavam-se como os do deus Shiva, em todas as direções. Era uma planta velha e murcha, com alguns galhos escuros e ressecados. Ao mesmo tempo, alguns de rica cor lilás, brotavam. Era exatamente assim que eu me sentia. A menina de olhos estelares, a jovem mãe de um recém-nascido, e até mesmo a mulher que conseguia patinar e esquiar no gelo, tinha morrido. Mas eu conseguia sentir uma nova riqueza crescendo dentro de mim.

Sentei-me no chão frio, junto ao cacto castigado, durante algum tempo. Atrás dele, passavam nuvens brancas, que logo desapareceram. Novas nuvens se formaram. Depois de algum tempo, os elementos da minha cerimônia se revelaram.

Furei um dedo com um espinho e ofereci meu sangue a todos os meus ancestrais e àqueles que antecederam os ancestrais de outros seres vivos que haviam criado aquela maravilha. Debrucei-me e, com cuidado, beijei o topo de um dos frutos amarelos.

Concluí que aquele cacto com seus braços murchos simbolizava o que seria a minha vida. Consistiria em espinhos e frutos, dor e beleza. Meu corpo envelheceria; minha alma se expandiria.

2. O estado das coisas

"Mereço mais — pensamento assim tão perigoso e louco para a cabeça de uma mulher."
Meredith Duran

"As mulheres podem constituir um daqueles grupos que se tornam mais radicais com o passar do tempo."
Gloria Steinem

Numa tarde de outono, sentei-me no Holmes Park com um catálogo de observação de pássaros e binóculos. Uma menininha de cabelos loiros cacheados e gorro de lã vermelha se aproximou para ver o livro. Como a mãe observava, mostrei à garotinha algumas fotos de patos e gansos e falei de sua semelhança com os pássaros que víamos no lago. A menina gostou, mas depois que fechei o livro, ela me olhou e perguntou com honestidade e generosidade: "De onde vêm as senhoras idosas?" Aparentemente, ela pensou que pertencíamos a uma outra espécie!

Idosos são lembretes vivos de que envelhecer é um fato inevitável. Em nossa sociedade, observamos um distanciamento cultural e emocional dos velhos. Naturalmente, isso causa angústia a homens e mulheres, embora as mulheres sejam especialmente afetadas.

Mulheres idosas nos Estados Unidos padecem de uma doença social. Para nós, o preconceito contra o envelhecimento pode ser um desafio ainda mais sério do que o envelhecer. Nossa sexualidade é motivo de zombaria, nosso corpo é ridicularizado e nossa voz é silenciada. Podemos nos sentir tão inúteis quanto as flores vermelhas do Natal, depois das Festas. Numa sociedade que valoriza a juventude, os saudáveis e os bonitos, saímos todas perdendo. Para piorar ainda mais o cenário, as mulheres mais velhas, inclusive bruxas e sogras, são em geral retratadas como vilãs, imbuídas da intenção de fazer o mal. Embora algumas mulheres tenham se reapropriado da palavra "coroa" e passado a utilizá-la no sentido de fortalecimento, grande parte da população não dá valor às coroas.

Cartões de aniversário para mulheres mais velhas são aviltantes. As brincadeiras giram em torno da senilidade, da embriaguez ou da insatisfação sexual. Enquanto as piadas sobre diferentes raças são consideradas inapropriadas e nocivas, aquelas sobre mulheres mais velhas não são tabu. Na verdade, estão por toda parte.

Quando digo aos amigos que estou escrevendo um livro sobre mulheres mais velhas, quase sempre me respondem de maneira indignada. "Não sou velha". "Velha" é uma palavra negativa na nossa cultura, tal como "gorda" ou "suja". O que as mulheres querem dizer quando dizem "não sou velha" é, de fato, "não aceito as ideias que nossa cultura tem a meu respeito".

A televisão, os filmes, a moda e a propaganda raramente refletem as necessidades e circunstâncias das mulheres mais velhas. Em fevereiro de 2017, um estudo conjunto conduzido pelas organizações Diversidade da Mídia e Iniciativas por Mudanças Sociais e a Humana concluiu que as pessoas idosas apareciam em menos de 12% dos filmes vencedores do Oscar, entre 2014 e 2016. Além disso, quase nenhuma dessas pessoas mais velhas era mulher. O Instituto Geena Davis de Gênero e Mídia reporta que, em filmes de famílias, o número de personagens masculinos é superior aos femininos numa relação de três para um. Com algumas notáveis exceções, as mulheres acima dos quarenta desapareceram de Hollywood.

Por toda parte nos Estados Unidos, a beleza é supervalorizada como característica determinante. Espera-se que os corpos de mulheres, não importa a idade, sejam magros e tenham aparência jovem. Quanto mais velhas ficamos, mais difícil é atingir esse ideal. Enquanto isso, nesta cultura, muitas das nossas qualidades, tais como cuidado, equilíbrio emocional, tranquilidade de espírito e relacionamento com outros não são reconhecidas.

Recentemente, conheci uma linda mulher da minha idade que trabalha no meio editorial. Rosa me contou que não queria pintar o cabelo de castanho, mas que havia sido orientada a preservar a aparência mais jovem, para que pudesse manter o emprego. Muitas mulheres mais velhas são pressionadas a parecerem mais novas e, em geral, consideram fazer cirurgia plástica. Mas somos condenadas da mesma forma: se fizermos e se não fizermos a intervenção cirúrgica.

Se renunciamos à cirurgia plástica, podemos correr o risco de perder o emprego e nosso parceiro. E, se nos submetemos ao bisturi, e os resultados não forem bons, nós nos sentimos ainda menos atraentes e profundamente humilhadas. Podemos ser alvo de gozação. Mesmo quando tudo dá certo, a maioria das mulheres mantém a cirurgia em segredo. Não querem ser julgadas por aprimorarem artificialmente a aparência ou por tentarem parecer mais jovens.

Às vezes, as mulheres mais velhas são consideradas incompetentes. Minha prima de setenta e cinco anos, que ainda trabalha em tempo integral, estava pagando suas compras na mercearia quando a caixa tentou ajudar, indicando as cédulas que deveria tirar da carteira. Minha prima contou que ficou entre dar uma gargalhada diante do absurdo da situação, explodir em lágrimas, ou dizer à moça que ainda conseguia administrar seu dinheiro.

Outra experiência desagradável é quando as pessoas se dirigem a nós usando o pronome no plural, como "colocamos o casaco agora, querida?", ou "o que vamos querer para o café da manhã?" Ha-ha-ha. Esse uso do "nós" infantiliza e pode ser bastante irritante.

Explicações sobre o comportamento dos velhos tendem a ser marcadamente diferentes daquelas empregadas para o comportamento dos mais jovens. Por exemplo, se uma mulher mais velha amassa o para-choque ou recebe uma multa de trânsito, isso pode ser atribuído ao fato de ela ser idosa. Algumas de nós não são boas motoristas, sem dúvida. Por outro lado, trata-se de um tipo de acidente que qualquer um poderia ter sofrido. Se uma mulher mais jovem tivesse se acidentado, a suposição seria de que estava apressada ou teve azar, ou o fato poderia ser minimizado com a frase: "Todo mundo erra".

Essas avaliações injustas surgem quando o assunto são finanças. Se entramos no cheque especial ou erramos no saldo do banco, tornamo-nos vulneráveis com relação à nossa capacidade de administrar o dinheiro. Ficar perdida, esquecer o forno ligado ou cair têm implicações diferentes, quando somos mais velhas.

Não faz muito tempo, uma amiga com seus vinte anos veio plantar erva-borboleta comigo. Conversamos muito, enquanto trabalhávamos e gostei da visita. Isto é, até eu entrar, me olhar no espelho e ver ramos de salsa espalhados na blusa. Imediatamente, fiquei decepcionada, imaginando se minha jovem amiga teria pensado que eu estava fora do meu juízo. Fosse eu mais nova, não teria perdido tempo com esse tipo de pensamento.

Ao envelhecer, também vivenciamos inversões de papéis que podem nos enfraquecer. Os mais jovens detêm o prestígio e a importância. Nossos supervisores, médicos e advogados são, muitas vezes, décadas mais jovens que nós. Nossos filhos adultos estão adquirindo seus próprios poderes e, em muitos casos, não querem conselho ou opinião. Isto não é culpa de ninguém, mas modifica as relações de poder por meios que podem ser confusos e dolorosos.

Se não tivermos cuidado, podemos internalizar mensagens negativas e sentir vergonha do nosso corpo, rugas e papéis sociais. Podemos lutar para nos valorizarmos e contrariar os comentários depreciativos sobre nós mesmas e sobre outras mulheres mais velhas. Roteiros culturais negativos podem ser proféticos. Se acatarmos a opinião de que não temos como apreciar a vida de forma proveitosa e agradável, não conseguiremos elaborar outro padrão de vida.

Os jovens não compreendem os mais velhos, porque nunca foram idosos. Quando somos, temos memórias da infância, da adolescência, de quando éramos jovens adultos ou da meia-idade. Nossas experiências nos dotam de empatia e compreensão. Os jovens não têm um marco de referência para a experiência dos que estão com sessenta anos. Não têm como imaginar o que sentimos na realidade.

Em 2012, a Escola de Saúde Pública em Yale conduziu um estudo sobre a repulsa aos mais velhos em grupos do Facebook. Concluíram que nos grupos de pessoas entre vinte e vinte e nove anos, 75% dos participantes depreciavam os idosos. O estudo tratou extensivamente sobre aquilo que chamaram de "gerontofobia" e suas implicações na política social. Naturalmente, no final das contas, a ideologia do envelhecimento configura um preconceito contra nosso próprio eu futuro.

Margaret Mead definiu uma sociedade ideal como o lugar para toda dádiva humana. Nossos roteiros culturais não oferecem espaços confortáveis às mulheres mais velhas. As histórias sobre nossa complexidade, sabedoria e alegrias não são contadas com frequência.

Mas isso não se aplica a todas as culturas. Quando os imigrantes e refugiados chegam ao nosso país, alguns encontram trabalho em casas de idosos e comunidades assistidas e, quase sempre, se surpreendem com o tipo de tratamento dispensado aos idosos por aqui. Esses recém-chegados, em geral, vêm de lugares onde os mais velhos são cuidados por suas famílias e tribos.

Quando os países se industrializam, as relações entre pais e filhos se transformam rapidamente. Na Tailândia, os jovens dos vilarejos se mudaram para as cidades a fim de trabalhar, deixando os mais velhos para trás. Pela primeira vez na história da Tailândia, os idosos se veem sem ninguém para ajudá-los. No Japão, há uma longa tradição de se viver e cuidar dos pais idosos, mas isto está mudando, na medida em que adultos de ambos os sexos trabalham durante longas horas e moram em apartamentos pequenos, em cidades superpovoadas. Os jovens adultos japoneses não têm espaço, nem tempo para cuidar dos pais e isto se transformou numa crise naquele país.

Em nossa cultura, não dispomos de uma linguagem para tratar das relações entre as gerações. Nossas ideias sobre independência e dependência nos levam a ver o mundo sob a perspectiva do isto ou aquilo. De um lado, as mulheres mais velhas temendo ser dependentes de outros, os filhos querendo ser independentes. Nenhum dos dois conceitos reflete a realidade. Na verdade, somos todos interdependentes o tempo todo.

Se pudéssemos nos imaginar interdependentes, isto é, como pessoas que tanto são cuidadas quanto cuidam de outros, poderíamos rever as interações entre os jovens e os idosos. Os primeiros teriam mais apreço pelo que temos a oferecer, e os mais velhos poderiam se enxergar como parte de um ciclo de cuidado, que tem início com nossos parentes mais idosos e segue seu curso até o bebê mais novo.

Muitas pessoas idosas quase não têm contato com jovens e vice-versa. Isto é uma pena tanto para os indivíduos quanto para as famílias e a cultura como um todo. Quando as gerações interagem, as culturas tendem a evoluir. As diferentes faixas etárias se inspiram e se energizam mutuamente. Quando compreendemos nossa interconexão, damos valor aos talentos de cada um. Do contrário, fundamentamos nossas opiniões em histórias estereotipadas que abundam em nossa cultura. Muito do potencial fica perdido.

Existem extraordinárias exceções para o preconceito geracional. Muitas de nós temos amigas jovens. Algumas não dão importância à idade. Muitas vezes, nós nos deparamos com jovens que se prontificam a ajudar. Numa viagem recente que fiz a Chicago, rapazes e moças se ofereceram para pôr minha mala no compartimento superior de bagagem no avião e, mais tarde, para tirar. No trem lotado para a cidade, um adolescente imediatamente cedeu-me lugar. Ao subir uma longa escada, na entrada do hotel, um jovem se ofereceu para carregar minha mala. A generosidade e o respeito pelos mais velhos me comovem. Sinto-me grata e honrada.

Muitas outras mulheres mais velhas relatam que, enquanto fazem compras, trabalham ou fazem ginástica, são simplesmente ignoradas pelos mais jovens. Uma amiga advogada contou que, quando está na fila do atendimento ao consumidor ou na praça de alimentação, geralmente, jovens passam à sua frente, no balcão. Se está com o marido comprando eletrodomésticos, móveis ou um carro, os vendedores se dirigem a ele. Disse-me ela: "Agora, sou invisível. Posso tirar a roupa e passear pelo tribunal e não tenho certeza se alguém iria perceber."

Mas a invisibilidade nem sempre é desagradável. Pode, às vezes, ser libertadora. Quando não somos percebidas, podemos nos comportar como queremos e podemos observar o que está acontecendo à nossa volta. Com a invisibilidade, temos autorização para não nos preocupar tanto com a aparência ou com o que seria o comportamento adequado. Podemos ser doidinhas, excêntricas e livres para fazer o que quisermos. Se não estamos trabalhando, não precisamos nos vestir para impressionar. Como explicou Emma, de Denver: "Não tenho um só par de calças que tenha comprado neste milênio."

Se quisermos, podemos viver vestidas de calças de moletom e camisetas. Podemos deixar de ir a eventos, que não consideramos relevantes. Mas, se a invisibilidade pode funcionar a nosso favor, o mesmo não acontece com o preconceito geracional, especialmente quando vem de nossa parte.

Entrevistei Suzanna na lanchonete do hospital, onde ela trabalhava. Era uma mulher alta, esguia, vestida num blazer cor mostarda, com sapatos combinando. Havíamos morado no mesmo bairro durante muitos anos, mas esse era o nosso primeiro encontro. Eu tinha ouvido comentários que a descreviam como "a mulher mais segura que conheci" e "uma líder natural". Suzanna tinha um sorriso simpático, mas um jeito agitado que sinalizava: "ao trabalho".

Entramos logo na discussão sobre estereótipos. Suzanna contou que trabalhava na equipe administrativa, onde era a mais velha. Descobriu-se escondendo a idade, sinalizando que era tão jovem quanto os demais colegas. Disse: "Quero ser dona da minha própria idade. No entanto, se eu a revelar, o fardo será grande."

Confessou que, embora tivesse sessenta e nove anos, apresentava a mesma autoimagem negativa construída pelas outras pessoas. Quando lia nos obituários que alguém havia morrido aos sessenta e nove ou setenta anos, ela pensava: "Bem, pelo menos eram idosos." Mas então, caía em si: "Não. Espere aí. Que merda, é a minha idade! Não estou pronta para morrer."

Suzanna observou que, nos últimos meses, havia começado a se sentir menos segura, quando fazia apresentações para públicos maiores. Perguntava a si mesma se sua voz continuava firme, ou se a performance era tão intensa quanto já havia sido. Ela me olhava de maneira engraçada. "Será que sou louca em me sentir assim?" Ambas rimos, sem graça.

Ergueu a caneca de café com as mãos e tomou um gole grande. Em seguida, me disse que o trabalho significava muito para ela e que gostava de trabalhar; entretanto, o hospital exigia aposentadoria aos setenta anos. Estava habituada a ser reconhecida por seu trabalho e imaginava como iria se sentir quando esse reconhecimento desaparecesse. "Meus amigos aposentados não recebem muitos elogios. Acho que sua autovalorização deve vir de dentro."

Suzanna tinha sido uma feminista ativa na época da faculdade. Embora estivesse num relacionamento havia uma década com um artista chamado Walt, sua individualidade nunca se baseou na beleza ou no seu relacionamento com um homem. Tinha um grupo de amigas íntimas e muito prazer em participar de todos os tipos de atividades. Tinha curiosidade pelas muitas emoções e questões identitárias, tais como o fato de que agora era a mulher mais velha na vizinhança. Riu. "De alguma maneira, sempre achei que envelhecer era algo que acontecia com os outros."

Quando a mãe ainda estava viva, Suzanna criou laços de amizade com muitos moradores da casa de repouso onde a mãe residia. Agora, duas vezes por mês, ela vai até lá para cantar o jogo do bingo. Esta experiência desafiou seus estereótipos com relação aos idosos. Comentou sobre uma mulher que às vezes cochilava durante o bingo. Suzanna já a havia considerado senil, mas agora compreendia que, quando essa senhora está acordada, mantém uma conversa animada e com senso de humor.

Ao terminar nosso café, voltamos aos estereótipos e ao que ela pensa e sente. Disse: "Walt e eu acabamos de ver um filme com muita música e dança, mas, num elenco de centenas de atores e atrizes, não havia uma só mulher mais velha. Era como se o mundo ideal não comportasse nenhuma de nós."

Concordei: "Nada de rugas ou braços flácidos no cinema." Compartilhamos o riso sem graça quando ela se despediu.

Suzanna está fazendo o que pode para lidar com os posicionamentos culturais sobre mulheres mais velhas. Mesmo com seus antecedentes feministas, papéis de liderança e trabalho comunitário, ela descobriu que a luta contra o preconceito geracional, mesmo dentro de si própria, é difícil.

Em *O resgate de Ofélia* escrevi sobre histórias contadas nos Estados Unidos para meninas adolescentes. A realidade de suas vidas é bem mais complicada e interessante do que os roteiros culturais que as definem. Mas, ao contrário das adolescentes, que estão ingressando na sociedade mais ampla, nós mulheres mais velhas vivemos nesta sociedade há décadas. Nossos cérebros estão completamente amadurecidos e a maioria de nós desenvolveu aptidões para analisar, defender e educar. Mas, mesmo com a maturidade, devemos atentar para as nossas limitações, a fim de que possamos delas nos libertar.

Meridel Le Sueur escreveu: "Sobreviver é resistir." Uma vez que nossas atuais histórias culturais sobre como nos comportarmos são inúteis, temos total liberdade para romper as correntes e resistir à definição imposta pela cultura mais ampla.

Minha história preferida de resistência está em um livro intitulado *Two Old Women*, de Velma Wallis, em que ela conta a lenda da tribo dos atabascanos, no Alaska. Certo inverno, quando a comunidade estava faminta, duas mulheres idosas foram deixadas para trás. Os homens mais velhos sentiam que não poderiam alimentar quem não conseguisse trabalhar. As mulheres ficaram apenas com a roupa do corpo, uma bolsa de couro para esquentar a comida e um machado, que o neto de uma delas havia lhe deixado, em segredo. As mulheres esperavam morrer logo. Afinal, isso sempre acontece com os mais velhos. Mas a mais jovem argumentou: "Por que não tentamos sobreviver? Talvez consigamos. Prefiro morrer tentando."

A mulher mais velha concordou e a duas se tornaram autossuficientes. Lutaram contra a fome, as baixas temperaturas e a falta de abrigo, mas conseguiram caminhar até um lamaçal que conheciam da época da infância. Acamparam perto do lamaçal, pescaram e caçaram coelhos e esquilos. Não só sobreviveram, como, eventualmente, conseguiram pescar e secar muitos peixes. Depois de várias semanas, a tribo faminta apareceu na sua cabana e as mulheres compartilharam os suprimentos. Depois disso, passaram a ser reverenciadas pelos atabascanos e sua história vem sendo contada e recontada através de gerações. Trata-se de uma narrativa linda e verdadeira sobre o que determina aquilo que as mulheres podem fazer.

Podemos reivindicar nosso poder e garantir respeito pelas mulheres mais velhas de três maneiras básicas. Primeiro, podemos assumir a responsabilidade de educar outras pessoas, tanto com relação aos estereótipos negativos quanto à realidade de nossa vida. Podemos decidir não nos criticar ou fazer comentários sobre outras mulheres com observações negativas sobre envelhecimento e aparência. Podemos declarar alto e bom som: "Não gosto de piadinhas sobre sogra" ou "O que você acabou de dizer sobre mulheres mais velhas não combina com as mulheres que conheço".

Podemos defender mulheres de todas as idades, trabalhando para criar as instituições e políticas de que necessitamos para viver de maneira saudável, social e produtiva. Podemos derrubar as políticas e práticas preconceituosas com lobby, campanhas, ações legais e protestos. Não há nada que atraia mais a atenção da imprensa, de maneira mais rápida, do que mulheres mais velhas em passeata com palavras de ordem e símbolos como cadeiras de balanço ou buquês de flores silvestres. Podemos escrever, denunciar ou utilizar a música, a arte e o teatro, para modificar o modo como somos tratadas e vistas.

Finalmente, podemos conversar com pessoas de todas as idades. Podemos visitar gente que encontramos, enquanto fazemos compras ou passeamos. Podemos elogiar os pais, quando os vemos atuando de forma positiva. Podemos elogiar jovens que trabalham eticamente em restaurantes ou lojas. Se estiverem fazendo um bom trabalho, podemos perguntar: "Quem lhe ensinou trabalhar assim?"

Mulheres jovens e mais velhas trabalhando juntas constituem uma excelente forma de estimular o respeito mútuo, a empatia e a compreensão. Podemos nos unir às jovens em torno de determinados projetos ou causas. Podemos constituir grupos educativos e estudar o que precisamos aprender para sermos mais incisivos. Juntos podemos conversar com parlamentares e outros agentes públicos visando ao lobby de causas importantes para todas nós.

Especialmente quando agimos em conjunto, é possível construir força a partir do nada. Advogar pela compreensão maior de mulheres no nosso estágio de vida não apenas nos beneficiará, como também será um benefício para as gerações vindouras.

A cultura nos modela e nós modelamos a cultura. Numa sociedade que valoriza a jovem beleza feminina, mulheres mais velhas perdem seu status, na medida em que os anos passam. Enquanto nosso corpo envelhece, precisamos descobrir novas maneiras de engajamento e fortalecimento. Precisamos cuidar do nosso corpo, que envelhece e ensinar à cultura cuidar de nós. Enfrentemos, pois, a corrente e naveguemos.

3. O corpo cansado

"O medo de envelhecer conduz ao temor e à aversão por gente idosa, e o sentimento se retroalimenta. Na sociedade ocidental, este ciclo vem ocorrendo há muito e muito tempo."

Alexandra Robbin

"Murchamos, encurvamos, enrugamos, engelhamos, despedaçamo-nos e nos tornamos marcadas pelos acontecimentos da vida. O tempo e a gravidade, o ar e a água nos consomem em uma beleza única e preciosa, sendo cada pedacinho belo como uma paisagem ou uma planta afetada pelas estações."

Stephanie Sugars

Há momentos em que minha amiga Pia sente vontade de chamar algumas pessoas para visitar seu escritório e dizer: "Eu já fui jovem." Mostra uma fotografia sua na Universidade de Chicago, em 1969. Ela, num jardim, cercada de árvores verdes e frondosas, usando uma blusa psicodélica e uma bandana nos cabelos louros e cacheados. As bochechas arredondadas e lisas; os olhos brilhando e os lábios carnudos e rosados. Pia quer que os outros saibam que ela nem sempre foi a mulher grisalha, enrugada e magra que é hoje.

Quando caminhamos para os setenta anos, nossos ossos, nossa forma, nosso olfato e paladar e até mesmo nossos dentes se modificam. Reagimos diferente aos medicamentos. Não temos muita tolerância ao frio. Na medida em que a pele fica mais fina, nos ferimos mais facilmente e nossa cartilagem deteriora. Lutamos contra a balança e a falta de coordenação. Tudo parece enfraquecer e esmorecer.

Mulheres que antes se sentiam atraentes e sexy, não raro, vivenciam crise de segurança. Olham-se no espelho e vêm rugas. Mesmo que sejam magras, são flácidas. Uma de minhas amigas parou de usar maiô aos quarenta anos. Dizia: "Não quero estragar o dia de ninguém na praia." Uma outra considerou fazer cirurgia plástica no pescoço enrugado, mas depois resolveu gastar o dinheiro numa viagem para o Havaí. Que bom.

Nossa sexualidade muda de maneira surpreendente. Algumas mulheres vivenciam diminuição de interesse pela atividade sexual, enquanto outras se tornam mais sexuais. Rita, que sempre foi uma pessoa altamente sexual, não tem mais muito desejo por sexo. Por outro lado, a confiança de Millie no parceiro de quarenta anos a ajuda a relaxar e apreciar o sexo mais do que nunca. Doença, isolamento e solidão também têm seus efeitos no apetite e nas experiências sexuais.

• • •

Sylvia e Lewis moram numa casa pequena em Austin, Texas, com dois netos. Antes de se aposentarem, Sylvia trabalhava como assistente jurídica, e Lewis, como eletricista. Ele ainda realiza trabalhos esporádicos para complementar a renda do casal. Fazem parte da comunidade de uma pequena igreja evangélica próxima a sua casa.

Quando Sylvia sorri, há um hiato entre seus dois dentes da frente, mas ela já não sorri como no passado. Nasceu com uma inclinação solar, mas os últimos vinte anos começaram a produzir seus efeitos. Seu lado brincalhão adormeceu. Sylvia manca, como resultado da poliomielite na infância e da artrite dolorosa. Está com excesso de peso e não tem tempo ou energia para incluir exercícios físicos na sua rotina. Não tem condição financeira para pagar uma academia.

O casal tem uma filha, Lenore. Eles a criaram na igreja e pagaram aulas de piano para ela. Até o ensino médio, Lenore ia bem, a não ser pelas notas, mas começou a beber, a usar drogas e a passar a noite toda fora. Antes da formatura, abandonou a escola e foi viver nas ruas. Lenore tornou-se viciada em metanfetaminas e depois em heroína. Os pais, sem sucesso, gastaram uma fortuna de sua poupança em tratamentos e programas de reabilitação.

Ter uma filha doente foi a pior experiência na vida de Sylvia. Segundo me disse: "Você não sabe o que é o pavor até ter uma filha viciada em drogas, sem-teto e incomunicável."

Lenore ainda é usuária de drogas e Sylvia não sabe onde a moça está. A última vez que teve notícia, soube que ela estava na cidade de Oklahoma, numa casa de recuperação. Quando Sylvia tentou se comunicar por telefone, o número já havia mudado.

Depois que perderam Lenore, Lewis ficou ainda mais introvertido. Sylvia o estimulava a sair para pescar ou jogar baralho às sextas-feiras com os amigos. Mas, em vez disso, ele ficava vendo televisão todas as noites e acabava dormindo na poltrona. O casal sempre tivera uma vida sexual ativa, entretanto, havia anos não faziam sexo. Sylvia ia para a cama sozinha e, muitas vezes, acordava sozinha de manhã.

Ela não conseguia ajudar Lewis no processo do luto. Mal conseguia fazer café pela manhã e dirigir para o trabalho. Parou de visitar os amigos, pois detectou traços de piedade em seus rostos. Ninguém sabia o que lhe dizer. Depois de terminar o jantar e lavar a louça, ela ia para o quarto e, chorando, ficava admirando as fotos de Lenore. Suspeitava que Lewis também chorava, mas, infelizmente, choravam em cômodos separados.

Agora no final dos sessenta anos, cuidam dos filhos de Lenore. Max tem dez anos e apresenta algumas dificuldades de aprendizado. É alto, magro, com orelhas grandes e tem o mesmo hiato entre os dentes que a avó. Gracie tem oito anos e é uma menina de boa índole. É gordinha e gosta de usar o cabelo em tranças, que saem do topo da cabeça. As crianças têm muita energia e exigem muito. Sylvia disse a Lewis: "Deus fez a menopausa por uma razão. Sabia que aos sessenta anos somos muito velhos para criar filhos."

Sylvia raramente falava a respeito da dor da artrite e não tomava remédios. Seu médico de longa data havia se aposentado recentemente e ela sentia sua falta. Participavam da mesma igreja e frequentemente trocavam legumes e geleia feita em casa.

A dor que Sylvia sentia terminou por fazer com que marcasse consulta com um novo médico. Na primeira vez, sentiu-se desconfortável. Dr. Peterson era mais jovem e seus olhos se voltavam mais para o computador do que para ela.

O médico a repreendeu com relação ao peso e à falta de exercícios físicos. Informou que sua pressão e o colesterol estavam altos e recomendou mudanças no estilo de vida, especialmente a prática de exercícios físicos. Ao final da consulta, comunicou que não prescrevia analgésicos, pois eram viciantes. Em vez disso, encaminhou-a a uma clínica de dor.

Quando saiu do consultório, Sylvia estava aborrecida e abatida. Não tinha a intenção de ir a uma clínica de dor. Estava muito ocupada cuidando dos netos e não tinha recursos para terapia. Se tivessem mais dinheiro, gastariam em implantes dentários para Lewis.

Grunhiu consigo mesma sobre o fato de que, na sua idade, muito dificilmente faria mudanças significativas "no seu estilo de vida". Pensou: "Se a vida do médico fosse como a minha, quando ele teria tempo para fazer exercícios físicos? Deixaria de comer comida mexicana no jantar ou o conforto de uma barra de chocolate no fim do dia?"

• • •

Na medida em que envelhecemos, mesmo que estejamos em situação melhor do que a de Sylvia, percebemos queda da energia. Podemos ter vontade de fazer projetos no jardim ou caminhar longamente por Manhattan, mas o corpo nos implora para não fazer isso. Acordamos com grande força vital, mas após algumas horas, ela arrefece. Uma pergunta comum é: "como conseguíamos fazer tudo que fazíamos?".

Todos temos que dizer adeus a alguns prazeres físicos. Minha amiga Carmen não joga mais tênis. Leanne, paisagista, já não assume a carga pesada que seu trabalho exige. Abbie, com problemas de visão, optou pelo audiolivro.

Até nossa mente opera de modo diferente. O cérebro tende a cair num atoleiro. Para nosso espanto, descobrimos que já não conseguimos fazer cinco coisas ao mesmo tempo. Não aprendemos novas línguas ou jogos como o xadrez com rapidez. Muitas de nós perde a memória de curto prazo.

A maioria das discussões sobre memória dos idosos gira em torno de deterioração e perda, ignorando um fenômeno importante. Nossa mente se torna menos desordenada e mais interessada no que é essencial. Desenvolvemos memórias mais profundas e integradas. Onde colocamos o celular ou os óculos escuros é plano de fundo. O primeiro plano é uma mistura de memórias da família, dos amigos, da história, dos pontos de virada e momentos cruciais.

Podemos esquecer detalhes, mas nos superamos em recuperar histórias. Temos uma vida inteira de materiais a que recorrer. Essa memória pode ser útil, por questões práticas: "Minha sogra fazia as melhores massas de torta, pois só usava banha de porco"; a título de advertência: "Eu me recordo o que aconteceu quando minha tia indicou o namorado como procurador"; como alívio: "Quando tenho dificuldade para dormir, eu me lembro da sensação que tinha ao dormir junto dos meus filhos, quando eram bebês"; como inspiração: "Meus pais superaram a Grande Depressão e a Segunda Grande Guerra; com certeza, também vou superar as minhas dificuldades"; a título de esclarecimento moral: "Minha mãe disse que as boas maneiras consistiam em seguir a Regra de Ouro."

Como um velho rio, nossas memórias são profundas e claras. Conseguimos enxergar as relações entre coisas que aconteceram cinquenta anos atrás e os meios de reagir hoje. Nossa capacidade de estabelecer referências e diferenças fica mais intensa. Lidamos de maneira mais leve com a complexidade e os múltiplos pontos de vista.

Sabemos, inclusive, quando cambaleamos devido aos golpes da vida, que a dor é uma constante da condição humana e que somos dotados para a sobrevivência. Aprendemos a aceitar o que se tornará um constante ciclo de preservação, perda, acomodação e renovação.

Quando éramos mais jovens, a maioria de nós considerava a saúde um fato. Na faculdade, eu fumava cigarro mentolado, tomava café aos litros e comia donuts no café da manhã. Todo fim de semana, bebia vinho com os amigos, e meu grande exercício era caminhar do estacionamento ao prédio da faculdade de psicologia, na Universidade de Nebrasca. No verão, estudava ao ar livre, mergulhada no sol. Mesmo assim, passei anos sem precisar ir ao médico. Não tinha, sequer, plano de saúde. As coisas simplesmente funcionavam.

Nunca pensei que um dia seria submetida a cirurgias de catarata, osteoporose e câncer basocelular. Não imaginava que os dentes ficariam amarelados. Hoje, lamento não ter usado protetor solar e corrigido minha postura. Quem me dera não ter fumado durante vinte anos.

Ao envelhecer, olhamos os idosos com olhar mais generoso. Compreendemos melhor os pais e os avós. Meu pai teve um derrame aos quarenta e nove anos. Eu tinha dezoito, na época, e não me parecia estranho meu pai sofrer uma série de derrames e morrer aos cinquenta e quatro anos. Naturalmente, fui tomada de profunda tristeza, mas, no final das contas, eu o considerava idoso. Hoje, meu filho tem quarenta e seis anos e eu tenho vinte e um a mais que meu pai, quando ele teve seu primeiro derrame.

Lembro de ter censurado minha mãe por "caminhar como uma senhora idosa". Ela havia sofrido várias quedas no gelo e terminou comprando uma bengala de apoio quádruplo. Às vezes, quando estou caminhando no gelo, me vejo desejando aquela bengala.

Quando era mais jovem, eu me entediava ou ficava irritada com conversas sobre saúde. Por que meus parentes mais velhos só falavam de problemas de vesícula, intestino e cirurgias de catarata? De alguma forma, consegui entender a razão de esses tópicos serem importantes para as pessoas que sofriam desses problemas, mas meus parentes se interessavam também pelas doenças de desconhecidos.

Eu ficava chocada com a forma desabrida e clara com que os mais velhos lidavam com o próprio corpo. Tenho a lembrança de um tio falando sobre seus testículos inchados. E uma outra tia falando sobre a prisão de ventre. Vários adultos dissertavam sobre seus problemas de insônia. Quando menina, não conseguia pensar em nada mais sem graça do que falar sobre o sono.

Hoje, tenho uma perspectiva diferente. Também falo sobre saúde. Hoje, ainda fico admirada quando amigos homens me contam sobre os efeitos da quimioterapia sobre sua vida sexual ou problemas de controle da bexiga, mas sinto-me menos surpresa do que há cinco anos. Naturalmente, conversamos sobre saúde, assunto da maior relevância para muitos de nós. Se estivesse chovendo torrencialmente lá fora, falaríamos sobre água.

Mas essas conversas não são sempre tão desalentadoras quanto parecem. Podemos aprender a acomodar e até mesmo rir dos nossos problemas. Conversas sobre saúde podem se dar por meio de piadas e anedotas sobre situações engraçadas. Phyllis Diller era mestre nisso. "Estou numa idade em que minhas costas saem do lugar mais do que eu." Uma amiga, que está fazendo quimioterapia, refere-se a si própria como "quimio *sapiens*". Minha vizinha ganhou o prêmio de melhor senso de humor diante de adversidades. Submeteu-se a dupla mastectomia e, no dia de Halloween, usou duas abóboras dentro do sutiã.

A mãe de Yolanda, Eve, conseguiu fazer piada pouco antes de morrer. Nunca havia conseguido fazer uso de medicação. Não acreditava nos remédios vendidos em farmácia e, exceto para o parto, nunca foi ao médico. Teve uma vida saudável, fazia trabalho braçal pesado e imaginava que morreria quando chegasse a hora.

Eve estava certa. Aos noventa e oito anos, contraiu pneumonia, doença que minha mãe sempre chamou de "amiga dos velhos". Deu entrada na Unidade de Terapia Intensiva do hospital, com muita dor e o médico administrou morfina.

Ela começou a sacudir a cabeça sinalizando que não, depois hesitou e concordou. O médico aplicou-lhe uma injeção e, dentro de segundos, seu corpo estava relaxado. Com um sorriso maroto, Eve disse a Yolanda: "Cometi um erro terrível na minha vida. Há muito devia ter tomado drogas."

Ambas riram.

Sempre existe a possibilidade de autorresgate. Podemos escolher onde concentrar nossa atenção e nosso anseio por gratidão. Pelo menos, dispomos de cuidados médicos! Seja qual for a situação, sempre poderia ser pior. Isso nos ajuda a visualizar o pior cenário e nos sentir privilegiadas por termos escapado.

Recentemente, fui a um café com Abby, que havia concluído o tratamento de rádio e quimioterapia, por causa do câncer de ovário. Disse-me que não se reconhecia mais. Sentia-se como uma concha escavada por dentro, sem indicadores da pessoa que havia sido. Para ela, sua personalidade havia sido drenada pelos tratamentos. Mas, exatamente naquele momento, chegou à mesa um lindo bule de chá de ervas com croissants de amêndoas. Enquanto sorvia o chá e mordiscava o croissant, sorriu e disse: "A Abby que gosta de croissants está retornando a mim."

• • •

Kestrel é uma mulher de baixa estatura, olhos azuis tão indiferentes quanto sua personalidade. Trabalha numa companhia de tecnologia, em Seattle, e mora sozinha num apartamento com vista para a enseada de Puget Sound.

Kestrel cresceu na zona rural do estado de Washington, numa família conservadora da classe operária. O pai era alcoólatra e abusivo. Certa noite, quando ele estrangulava a mãe dela, Kestrel o golpeou na cabeça com um pedaço de ferro e disse que iria matá-lo se algum dia ele pusesse as mãos nelas novamente. O pai jurou e, em seguida, se afastou, mas nunca mais espancou ninguém na família.

Kestrel era estranhamente grata ao pai. Sua crueldade apresentou-lhe algo difícil contra o que lutar e permitiu que ela crescesse emocionalmente firme. A força que construiu para se opor a ele, o desejo de proteger os vulneráveis e sua obstinação e coragem haviam sido úteis. Militante do Orgulho Gay, ela era apaixonada pela luta contra a injustiça.

Infelizmente, outras coisas também perduraram. Ela não confiava em ninguém, a não ser em si própria e constituía apenas relações superficiais. No momento, estava saindo com uma professora chamada Becca, mas mantinha distância emocional. Não permitia que Becca passasse a noite em sua casa e nunca havia dito "amo você". Da mesma forma que o pai, Kestrel tinha forte relação com o álcool.

Houve, entretanto, um momento crucial, quando foi informada sobre sua saúde. Ao fazer uma densitometria óssea aos quarenta e cinco anos, a médica detectou osteoporose. Perguntou-lhe se bebia muito e ela informou que bebia uma garrafa de vinho toda noite. A médica franziu e contraiu os lábios preocupada e recomendou que Kestrel precisava cortar o consumo de álcool e começar a beber leite. Kestrel gemeu e disse: "A última vez que bebi leite, usava fraldas."

Ambas riram.

Kestrel perguntou o que aconteceria se não seguisse a recomendação e a médica respondeu: "Vai terminar fraturando a coluna vertebral, quando estiver tirando os pratos da lava-louça, ou quebrando o quadril."

A paciente engoliu em seco e desviou o olhar, para se recompor. A notícia lhe havia deixado com vontade de beber.

A médica a aconselhou a suspender quaisquer atividades que implicassem risco de queda, inclusive seu passatempo favorito: passear de bicicleta no Parque Nacional das Cascatas e nas Montanhas Olímpicas. Em lugar dessa atividade, sugeriu que Kestrel fizesse levantamento de peso.

Ao sair do consultório, estava tão irritada que cuspiu. Além de todo o estrago que o pai havia infligido à família, havia deixado o legado do alcoolismo. Enquanto caminhava e xingava pela rua, parou duas vezes para chutar pneus. Chutou um deles com tanta força que machucou o pé. Mancou até em casa e telefonou para Becca, para xingar um pouco mais.

Kestrel sequer considerou recorrer aos Alcoólicos Anônimos. Detestava a ideia de parecer vulnerável diante de outras pessoas. Entretanto, parou de beber no dia do seu aniversário. Felizmente, tinha uma força de vontade de ferro e conseguia controlar tudo, exceto o temperamento.

Nos primeiros meses, achou difícil fazer companhia às colegas da Parada Gay nos programas que envolviam bebida. Era também difícil abster-se quando estava sozinha em casa, ou num sushi bar com colegas. Nada a aliviava mais do que o álcool. Mas as reflexões sobre fratura dos ossos e da coluna a motivaram. Levara toda uma vida com força e suportando frustrações. Terminou encontrando um substituto para acompanhar os jantares: água tônica com limão. Conseguiu parar de beber, mas era tensa e sofria de insônia. Ainda não havia se curado das questões que tornaram o álcool tão sedutor.

• • •

Ao trabalhar no meu livro sobre refugiados, aprendi muito a respeito de trauma e recuperação e, com a ajuda das pessoas com quem conversei, desenvolvi o que denominei "um pacote de tratamentos de cura". Esses tratamentos podiam ser intervenções de médicos ocidentais, remédios tradicionais da cultura de origem do refugiado, ou prazeres básicos. Por exemplo, um pacote de cura básico para uma família de refugiados incluía ir aos parques da cidade, cozinhar comidas típicas de sua terra e conhecer gente que falasse sua língua.

Todos podemos criar nossos próprios pacotes de cura, ao pensar naquilo que nos faz saudáveis, serenos e felizes. Podemos escrever nossas próprias prescrições para a saúde que incluem exercícios e dietas, relacionamentos, coisas de que gostamos e gratidão.

Vivenciei minha própria oportunidade de desenvolver resiliência, em novembro de 2014, mês sombrio para mim. Soube que o câncer de próstata do meu irmão havia voltado, após um hiato de seis anos. Minha amiga Marianne morreu e, duas semanas depois, meu amigo Kent faleceu. Meu dentista me disse que eu precisava fazer um enxerto de gengiva. Descobri também que minhas mãos estavam gravemente lesionadas e quase desgastadas.

Como andavam rígidas e doloridas, marquei consulta com um fisioterapeuta. Esperava que ele fosse me estimular a fazer compressas de gelo e interromper o trabalho, vez por outra. Em vez disso, depois de uma hora e meia de testes, ele externou surpresa em saber que eu ainda cozinhava, dirigia e me vestia sozinha. "Suas mãos precisam se hospitalizar."

Recomendou que eu fizesse exercícios de fortalecimento e voltasse em duas semanas. Além disso, pediu que não pegasse no colo meu neto de nove meses, não trabalhasse no jardim, nem levantasse peso. Disse ainda que eu não poderia digitar ou escrever à mão outro livro. Perguntei a Dan se eu viveria mais do que as minhas mãos, caso as sobrecarregasse, e ele respondeu: "É assim que você precisa pensar."

Eu não deveria ter me surpreendido. A minha vida toda, maltratei minhas mãos. Aos dez anos, trabalhava no escritório de minha mãe com artefatos pesados, esterilizando seringas, luvas de borracha não descartáveis e equipamento cirúrgico. Quando estava no ensino médio, trabalhava o dia inteiro, durante o verão, carregando bandejas na rede de fast food A&W, na Estrada 81. Levava bandejas cheias de milk-shake e hambúrgueres pelo corredor principal da cozinha. Nos últimos dois anos do ensino médio, trabalhei na fritadeira, também na A&W. A função demandava cortar batatas e lidar com frigideiras pesadas. Na faculdade e enquanto trabalhava no meu doutorado, passava horas escrevendo. Como terapeuta, fazia anotações durante as sessões com os pacientes. Nos últimos trinta anos, vinha trabalhando em manuscritos de seis a oito horas por dia.

Embora não devesse me surpreender, estava chocada. Sempre me via como forte, saudável e competente. Acreditava que, se trabalhasse muito, iria conseguir dar conta de qualquer coisa. Não podia me conceber como pessoa se não fosse fisicamente funcional.

Ao chegar em casa, dei a notícia ao meu marido. Ele ficou em silêncio por algum tempo e então disse: "Vamos superar isso."

Evidentemente, continuei singrando o barco. Não me restava outra escolha. E tinha a sorte de poder pagar por assistência médica de qualidade. Comprei os suportes apropriados para as mãos e cancelei as aulas de ioga. Fazia os exercícios apropriados e esperava melhorar.

Pensava que, se os deuses estavam querendo me punir, não poderiam ter tido ideia melhor do que me tornar incapaz. Mas, se os deuses desejavam me mostrar um ponto de vista mais amplo no universo, minha sentença estava correta. Quando falei com minha prima Roberta que os deuses estavam me testando, ela me disse com firmeza: "Tire os deuses dessa história. Essas coisas acontecem com os humanos."

Há um provérbio chinês que diz que o grande conhecimento advém da grande dor, embora o inverso não seja necessariamente verdadeiro. Nem toda dor conduz ao grande conhecimento. Como terapeuta, estimulava outras pessoas a aprenderem a partir do desespero e da dor, e eu estava determinada a fazer a mesma coisa comigo. Sabia que precisava dar um fim à minha briga com a realidade e me tornar uma pessoa que consegue lidar com novas situações com gratidão.

Duas semanas mais tarde, voltei ao consultório do Dan para novo exame. A rigidez da minha mão não havia aumentado. Os exercícios estavam funcionando. Começou a nevar forte, enquanto eu dirigia para casa. A rua gelada e o branco da paisagem eram a metáfora dolorosamente perfeita da minha paisagem interna. De fato, era como se o céu chorasse neve.

Naquele sábado, Jim foi visitar um amigo para assistir a um jogo de futebol. Fiquei em casa sozinha no entardecer, apreciando a neve caindo. A cena sempre me invocara alguma coisa — até mesmo espiritual, eu diria. Precisava escrever sobre meu desespero. Sabia que, por causa da mão, não devia escrever, mas esta seria uma exceção... "qualidade de vida". Passado um tempo, eu tinha tantas anotações, que decidi abrir um arquivo sobre minhas mãos.

Encontrei minha foto em um cartão-postal de promoção de eventos sobre *Escrever para mudar o mundo*. Colei na capa do arquivo e a olhei com atenção. De repente, tomada pela raiva, agarrei uma caneta e fiz um X sobre a foto do meu rosto. A capa, agora, dizia basicamente, *Mary Pipher: nada de escrever para mudar o mundo*.

Surpreendi-me com minha raiva. Por alguns minutos, fiquei ali com minhas emoções. Ondas quentes de ira e dor ondulavam no peito. Então, de repente, explodi numa gargalhada diante da ironia da minha situação.

Com isso, voltava a ser escritora. Pensei na resposta de Bertolt Brecht à pergunta "Em tempos sombrios também se cantará?" E ele próprio respondeu: "Sim, também se cantará sobre os tempos sombrios." Aquela virada para o cantar, ou, no meu caso, escrever, fez toda a diferença.

Enquanto isso, aprendi a usar ferramentas especiais na cozinha e a segurar a caneta feita para mãos lesionadas. Meu marido abria latas e vidros e me ajudava a calçar as meias. Meu genro instalou um sistema de ditado para mim. Brincava com o bebê no chão ou quando alguém me passava o bebê diretamente aos braços.

Não foi fácil, nem simples ajustar-me a essas coisas. Jim não tinha experiência na cozinha e, embora se divertisse, tentava não contar muito com ele. Isso significava que, em muitas noites, o jantar resumia-se a salada e hambúrgueres vegetarianos já prontos.

Deixei de escorregar na represa congelada de Holmes com os netos, pois se caíssemos, não conseguiria me levantar sem machucar as mãos. Cair significava ir de cara ao chão.

Desenvolvi, também, um estranho fascínio pelas mãos das pessoas. Prestava atenção quando alguém estava carregando um pacote pesado ou balançava uma criança no ar. Ficava pensando na força de cada um e me impressionava com sua capacidade de realizar verdadeiras façanhas com as mãos. Mesmo vendo TV, eu ficava encantada com a força das mãos dos atores. Fazia grande esforço para me conter e não parabenizar meus amigos, constantemente, com relação à força de suas mãos.

Para minha tristeza, percebi que precisava cuidar das minhas mãos, durante quase todo o dia. Se não fossem administradas com muito cuidado, a incapacidade física poderia se transformar numa outra de natureza emocional e social. Eu não queria passar a vida preocupada com a saúde — gostaria de estar totalmente ativa e engajada com o mundo. "Quanto tempo devo dedicar-me a fazer coisas que me fazem bem? E quanto tempo devo dedicar para fazer coisas que são importantes para mim?"

As pessoas eram gentis e prestativas. A primeira lição foi aceitar ajuda com elegância. A segunda exigiu aprendizado para não aceitar ajuda para além do necessário. Era muito fácil ser servida. Tenho sorte em ter um marido com um bom senso de humor e amigos afetuosos. No entanto, com o passar do tempo, atentei para o fato de que este problema é meu e tenho que lidar com ele. Conversar sobre minha deficiência não era um tópico muito animador para ninguém. As sugestões sobre o que fazer dificilmente ajudavam.

Precisava conviver com minha dor e minha tristeza, até conseguir seguir adiante, de maneira saudável. Passei aquele inverno meditando e observando o céu, o lago e o voo dos pássaros. Pensava em tudo que ainda podia fazer: nadar, ler, conversar e caminhar ao ar livre.

Por volta dessa época, vários incidentes modificaram meu ponto de vista. Saí para jantar com amigas e botei para fora minha tristeza. Cathy respondeu: "Suas mãos são lindas e ainda pode usá-las quando conversa. Sempre admirei a maneira como você fala com as mãos." E Jeanine acrescentou: "Suas mãos foram úteis para você. Elas trabalharam muito e durante muito tempo, e a ajudaram a construir uma vida boa. Lembre-se de agradecer a elas tudo que fizeram. Continue demonstrando apreço por elas."

Não muito tempo depois, assisti à chuva do meteoro Leonid. Em menos de uma hora, vi uma estrela cadente verde lentamente rasgar o céu e mergulhar como uma bomba no lago Holmes. Muitas vezes na vida, quando me via diante de um obstáculo, pensava naquela estrela cadente verde. Ela se tornou um sinal reconfortante do universo.

Quanto mais falava com minhas amigas, mais percebia que meu sofrimento não tinha nada de excepcional. Meu cirurgião de mão, que era pianista clássico, me disse: "Suas mãos irão melhorar, mas sempre ficarão doloridas. Você não ficará incapacitada e sempre conseguirá fazer as coisas que precisar, mas sentirá dor. Eu também sinto dor nas mãos diariamente."

Pensei em minha avó, no ano seguinte à morte do meu avô, vítima de um infarto. Ela estava morrendo de leucemia e fui visitá-la com minha mãe, na sua casinha em Flagler, Colorado. Quando perguntei sobre sua saúde, ela respondeu: "Falemos sobre coisas mais interessantes." Fazia perguntas sobre minha escola, minhas leituras e meus amigos.

Um dia, eu disse a ela o quanto admirava a forma animada com que lidava com sua situação difícil. Ela me olhou e disse: "Mary, não tenho escolha com relação à leucemia, mas consigo controlar a forma como lido com a doença. Preciso fazer o que é preciso ser feito e encontrar coisas para apreciar."

Enquanto fazia as cirurgias e fisioterapia, soube que a filha de uma amiga estava morrendo de câncer no fígado. Dificilmente conseguia ir à biblioteca ou à academia sem que encontrasse alguém que acabara de perder uma pessoa querida ou que tivesse recebido notícias preocupantes sobre a própria saúde. Compreendi que havia assumido, como fato natural, meus anos saudáveis. As perguntas que me fazia se deslocaram de "por que eu?" para "por que não eu?"

Quando tive a primeira notícia sobre minhas mãos, visualizava apenas coisas negativas — decrepitude, dependência e gradativa deterioração de tudo que me era realmente significativo —, mas compreendi que esse tipo de antecipação pode ser perigoso. Nenhuma de nós sabe o que o futuro nos reserva, seja bom ou ruim. Precisamos nos concentrar em construir um bom dia de cada vez.

Na primavera, eu estava mais focada em apreciar o que estava ao meu alcance. Achava bom o amanhecer, as novas folhas verdes e meu corpo esquisito em recuperação. Às vezes, passava alguns minutos em estado de profunda gratidão.

Certa manhã, um pássaro voou para a grama junto a mim. Havia muitos anos não via um pássaro como aquele, desde uma primavera muito fria que tinha congelado os botões de flor da macieira, matando a árvore e os pássaros de fome. Mas aqui estava um deles... uma beleza, em migração e dando uma paradinha para dizer "bom ver você aqui fora hoje".

Atualmente, só me lembro do péssimo estado das minhas mãos quando me perguntam sobre elas. Estão melhores. Voltei a usar clipes de papel e tesouras. Nado mais e faço menos jardinagem. Estou na terceira versão do software de ditado. Eu me adaptei.

Na medida em que envelhecemos, vivenciamos "corpos cansados". As mais afortunadas sofrem pequenas perdas e pequenos problemas de saúde. Outros precisam enfrentar terríveis emergências. A maioria de nós fica entre os dois extremos. Nosso esforço maior está em preservar a saúde e, mesmo assim, enfrentar mais doenças e dor. Este estágio da vida exige um constante processo de adaptação e acomodação. Sofremos reveses, readquirimos o equilíbrio corporal e, em pouco tempo, recuperamos o gosto pela vida.

Podemos nos ajudar mutuamente, conversando, escutando, enquanto saboreamos uma bandeja de bolo e café, e escrevendo bilhetinhos carinhosos. Aprendemos como fazer tudo que nos é possível. Nossos problemas se tornam experiências cruciais que nos permitem ficar mais fortes e generosos. Apesar da tristeza, aprendemos a encontrar a beleza. Compreendemos a natureza agridoce do universo, uma das experiências mais autênticas e iluminadas.

4. Intensidade e angústia

"Pela primeira vez, fui atingida por leve pânico e *tristesse* ocasionados pelas pequenas e inevitáveis coisas passageiras."

Faith Sullivan

"Hoje, uma raposa vermelha correu no milharal. Sumiu como fumaça. Quero louvar o que não pode persistir."

Barbara Crooker

Aos sessenta e oito anos, Emma é uma mulher esguia, de cabelos vermelhos, sardas no nariz e nas bochechas. Mora com o marido de quarenta e cinco anos em Denver, onde administra uma pequena empresa de paisagismo. O trabalho tem sido pesado, mas ele o mantém. Até se aposentar, há três anos, Emma era professora do ensino fundamental.

Chris e Emma têm três filhos — um mora na Flórida, outro, em Boulder, e uma filha, Alice, mora próximo da casa dos pais. Os três são divorciados e se casaram novamente. Alice, no entanto, depende de Chris e Emma financeiramente para ajudar a cuidar das crianças.

Pouco antes do início das aulas, Emma convidou quatro dos netos a passarem o dia com ela — as gêmeas de Alice, com oito anos, e as priminhas de nove e dez anos, de Boulder. De manhã, enquanto ainda estava fresco, elas saíram para catar framboesas. Quando esquentou, foram para dentro de casa jogar Detetive. Depois, ela as levou para almoçar na cidade, na parte externa de um café próximo à Praça Larimer. Emma desafiou as meninas a pedirem alguma coisa que nunca haviam comido. As gêmeas pediram suco de pepino. A de dez anos experimentou um rolinho de lagosta e sua irmã concluiu a refeição com sorvete de chá verde.

Depois do almoço, as gêmeas quiseram ir à livraria. Emma concordou e ofereceu-se para comprar um livro para cada uma. Passaram uma hora olhando os livros. Emma mostrava os que gostava quando era criança, e chegou a ler alguns poemas para elas. Depois da livraria, voltaram para a casa da avó, para nadarem na piscina da vizinhança.

Para Emma, o dia havia sido maravilhoso. As meninas a fizeram chorar de rir. Ao caminhar pela rua, ela ainda as segurava pela mão, mas as meninas já tinham opinião formada sobre tudo, desde garçons até a maneira de se vestir para ir a um restaurante no centro da cidade. De acordo com elas, Emma não estava muito bem. Deveria ter caprichado mais nos sapatos.

No ponto de vista de Emma, as meninas eram a combinação perfeita de inteligência e audácia. Ficava encantada com seu jeito mais tranquilo e livre daquilo que ela havia sido quando garota.

Quando Alice veio buscá-las, às cinco horas, Emma estava cansada e pronta para um descanso. Mas, mesmo assim, quando a filha saiu, ela sentiu o coração apertado. Uma das gêmeas havia deixado o *spinner* na cozinha e, quando Emma o encontrou, encheu-se de afeição pelas pequenas coisas que as crianças possuem.

Chris tinha uma reunião de trabalho naquela noite, e então Emma preparou um sanduíche de pasta de amendoim e foi para a varanda apreciar o pôr do sol nas montanhas. Reviveu a alegria do dia e riu alto quando se lembrou das coisas engraçadas que as meninas haviam dito.

Teve, também, a profunda sensação de que a vida passa muito rápido. Essas meninas não eram bebês ainda ontem? Como era possível que seus próprios filhos estivessem nos seus trinta e quarenta anos? Ela própria não era uma menina pouco tempo atrás? As encantadoras netas não se transformariam em mulheres idosas, num abrir e fechar de olhos? Esses sentimentos tomaram conta de Emma como uma nuvem em movimento. Suspirou pensando em como a vida é preciosa e efêmera.

• • •

Nos nossos sessenta anos, pode ser que pensemos como nos quarenta, mas o corpo não corresponde a esta idade. Alusões à mortalidade podem nos deixar tristes e temerosas, assim como podem nos despertar. Até entendermos a brevidade da vida, muitas de nós cometemos o erro de pensar que nossas rotinas serão para sempre. Nossas reuniões de membros da associação, o carteado dos sábados, os coquetéis das sextas-feiras com os amigos parecem que nunca chegarão ao fim. Mas, depois que acordamos para isso, concluímos que sempre vivemos sem fazer questionamentos. Temos apenas um número finito de luas cheias, manhãs de primavera e noites para ir ao centro a passeio. Famílias, amigos e o próprio país mudam e partes de nossa vida esmaece.

E quando concluímos quantas coisas estão terminando, o tempo parece acelerar. A princípio, pensamos: "Para onde foi o dia de hoje?" Depois: "Para onde foi a semana?" E, finalmente: "Para onde foi o ano?"

Hoje, quando penso no tempo, vejo a imagem de um filme antigo: páginas de um calendário, cada uma com uma data marcada, desaparecem rapidamente, assim que são viradas pelo vento.

Tomamos consciência de que podemos estar fazendo algumas coisas pela última vez. Visitamos nossa tia de noventa anos. Despedimo-nos de um amigo que está se mudando para a Flórida. Completamos a caminhada de 10 km ao topo da montanha, mas suspeitamos que não vamos fazê-la novamente. Esses últimos momentos são angustiantes.

A língua inglesa tem as palavras "angústia" e "agridoce", mas é um desafio encontrar outros termos para descrever nossos complexos estados emocionais quando o tempo vai encurtando. Nossa experiência interior é muito complicada para ser rotulada.

Sem linguagem para expressar as nuances, com frequência recorremos a palavras soltas para descrever sentimentos complicados, embora as emoções quase sempre ocorram em combinações, como tristeza e raiva, ira e medo, ou amor e tristeza e amargura, todos ao mesmo tempo. Geralmente, não sentimos isso ou aquilo, mas tanto isso quanto aquilo, e mais três ou quatro outras emoções. Senti esse mosaico de sentimentos quando um velho amigo da Escócia veio nos visitar no verão de 2016.

Conhecemos Frank quando ele veio a Nebrasca, em 1974, para participar de um simpósio na universidade onde meu marido e eu fazíamos pós-graduação. Havíamos nos oferecido para receber um visitante estrangeiro. Frank, a princípio, ficaria conosco durante três noites, mas gostamos tanto da companhia um do outro que ele trocou a passagem e passou dez dias em nossa casa. Era apenas dez anos mais velho que Jim e eu, mas já havia escrito livros e atuava como presidente da Federação Europeia das Associações de Psicólogos.

Frank sabia muito mais sobre história mundial, política e geografia do que nós. Tinha opinião formada e bem embasada sobre tudo — psicologia clínica, governo do Reino Unido, capitalismo, política europeia e a natureza da raça humana. Era um orgulhoso e fervoroso defensor do seu país e da história do seu povo. Conhecia bem a história dos Estados Unidos e do governo, e expressava opiniões firmes sobre o papel do nosso país no mundo.

Quando nos conhecemos, Frank era escalador e membro de um grupo escocês de resgate na montanha. Tinha forte sotaque escocês, cabelos negros ondulados e era forte. Sempre usava calças e camisa da mesma cor: azul e azul. Nunca o vi com roupa diferente nesses quarenta e dois anos.

Frank é casado com Frances, também psicóloga como ele. A cada dois anos nos revezamos para "atravessar o lago". Conhecemos seus filhos e netos, e eles conhecem os nossos. Nós nos entendemos como ramos da mesma família Escócia—Nebrasca.

Tradicionalmente fizemos caminhadas e fomos mochileiros juntos nas Montanhas Rochosas e nas Terras Altas da Escócia. Tivemos momentos hilariantes acampados na natureza e nas campinas das montanhas. Lembro que uma vez ri tanto que disse "se isso não é estar feliz, o que mais nos poderia fazer felizes?".

Hoje, Frank está com quase oitenta anos e teve um derrame no ano passado. Quando desceu do avião neste ano, anunciou que seria sua visita de despedida ao Nebrasca. Enquanto caminhavam para nos encontrar, Frances segurava sua mão para lhe dar firmeza. A viagem tinha sido difícil e dolorosa. A não ser pela dificuldade de equilíbrio e de caminhar, Frank continuava o mesmo. Seu intelecto, senso de humor e amabilidade permaneciam intactos.

Não haveria caminhadas nesta viagem. Entretanto, ele participava das nossas atividades rotineiras. Passamos várias noites seguidas admirando a lua nascer no lago Holmes. Saboreamos longas e lentas refeições, e lemos juntos ao redor da lareira. Tomávamos café pela manhã e conversávamos, conversávamos, conversávamos sobre as mudanças em nossa vida pessoal e no cenário político. Pontuávamos tudo com alegria. Nossas conversas eram de pessoas que se conheciam havia décadas. Passeávamos livremente pela linha do tempo e compartilhávamos nossas emoções sem hesitação.

Frank e eu falamos sobre a morte iminente. Li para ele o poema de Robert Frost, "Death of the Hired Man" [A morte do lavrador]. Seus versos favoritos eram "Lar é o lugar que o acolhe / Quando para lá você tem que ir". No mesmo poema, o lar é também definido como "Algo que de alguma forma você não tem para merecer". Tanto Frank quanto eu nos reconfortávamos com a poesia. Às vezes, ela é a única forma de linguagem que consegue explicar a complexidade e a profundidade das nossas emoções.

No fim de semana, fomos ver meu neto de seis anos jogar futebol. Frank tinha prometido a ele entradas para o jogo do Manchester United, desde que pudesse ir também. O irmão de Frances trabalha no time e ela se comprometeu a mandar camisetas e outras lembranças.

Fomos à fazenda do meu filho, onde comemos uma lauta refeição. Lá, Frank contou aos meus três netos sobre sua infância na Escócia durante a guerra. Lembrava-se de quando os tios foram convocados e quando um foi morto. Era menino durante os bombardeios e a fome.

Frank fez amizade com nosso neto de dois anos, Otis, que se encantou imediatamente por ele e segurava sua mão quando o amigo precisava de apoio. Sentou-se em seu colo e até lhe deu comida na boca com sua própria colher. Frank comia tudo que Otis lhe desse, mesmo sabendo que o garoto estava gripado.

Houve época em que parecia que iríamos atravessar o lago e nos visitaríamos para sempre. Mas agora, para sempre não existia mais. Havia tristeza — perder Frank seria como perder um pedaço de nós. Mas havia também a doçura — a doçura de apreciar todas as coisas pelo que elas significaram.

Na última manhã, Frank nos disse que o encontro com nossos netos tinha lhe dado a certeza otimista de que nossa vida em Nebrasca continuaria bem no futuro. Ficamos apreciando juntos os beija-flores pela última vez. Tiramos todos os tipos possíveis de fotos em grupo e rumamos em silêncio para o aeroporto. A conversa ordinária parecia banal e a verdade era muito complicada para ser expressa.

No aeroporto, dei a Frank um livro dos poemas de Robert Frost. Ele o colocou na mochila. Abraçou-nos em silêncio. Daqui para a frente, qualquer despedida pode muito bem ser a última.

Para a psicóloga Laura Carstensen, nossas perspectivas e decisões se modificam muito a depender de nossas percepções a respeito do tempo que nos resta. Quanto mais avaliarmos que temos menos tempo de vida, mais tenderemos a fazer coisas que nos sejam significativas e nos deem prazer. A consciência da morte nos catapulta ao prazer e à reflexão.

Carstensen concluiu que, com a idade, experimentamos menos ira e ansiedade. Suponho que não seja porque vemos menos tragédias, mas porque temos maior capacidade de lidar com os acontecimentos. Além disso, ao reconhecer que nosso tempo é curto, tendemos a nos concentrar na alegria. "Eventualmente" não é mais uma palavra que se aplica a nós. Assumimos nossos prazeres agora.

Ao receber um diagnóstico terminal, as mulheres quase sempre sentem que amam a vida, mais do que nunca. Têm grande prazer em estar com os amigos, a família e viver o cotidiano. Quando um oncologista informa à paciente que ela tem câncer, diz: "Você irá experimentar o período de maior afirmação da vida que já vivenciou."

Naturalmente, desde o nascimento, a morte é iminente, mas quando se torna próxima, vivenciamos um nível emocional mais profundo. A maior bênção que deriva da sensação de finitude é a gratidão. Muitos de nós acordamos diariamente gratos por estarmos vivos. Apreciamos os prazeres por menores que sejam. Na verdade, não há prazeres menores. Uma xícara de café com a vizinha, uma canção no rádio ou um passeio com o cachorro podem ser especiais.

Tendemos a dizer às pessoas que as amamos e a ouvir o mesmo delas. Sabemos que, a qualquer momento, podemos mudar ou que elas podem mudar. Nosso companheiro de caminhadas de hoje pode estar numa cadeira de rodas amanhã.

5. Cuidar

> "Em todos os nossos contatos, a sensação de ser realmente necessária e querida é, provavelmente, a que nos dá a maior satisfação e gera os laços mais duradouros."
>
> Eleanor Roosevelt

Crystal é uma elegante americana de origem coreana, que administrava uma sorveteria, até se aposentar. Bastava que os clientes viessem algumas vezes para que Crystal se lembrasse deles. Ela e o marido, Joel, eram meus velhos amigos. Jim e eu íamos tomar sorvete e quase sempre assistíamos aos mesmos concertos, além de trabalharmos juntos em projetos comunitários.

Certo domingo, quando eu estava na feira admirando uns tomates, vi Crystal empurrando Joel numa cadeira de rodas. Ele acenou e sorriu para mim, esticando o pescoço para cima da cesta de produtos que levava no colo. Transmitia o costumeiro jeito simpático, mas seu sorriso estava torto, e o braço direito, pendurado na lateral. Eu o abracei e conversamos por um minuto. Sua fala estava mais lenta, branda e limitada. De vez em quando, misturava palavras, obrigando-me a tentar adivinhar o que estava dizendo. Quando apontou para a banda de música country ali perto, Crystal o levou até o palco. Em seguida, ela e eu nos sentamos debaixo de uma árvore, junto ao riachinho que corria ao lado da feira.

"Depois do derrame de Joel, nossa vida se tornou mais restrita", disse ela. Joel padecia de grave incapacidade cognitiva e exigia muita fisioterapia. Como outros pacientes que sofreram derrames, tornou-se deprimido. Crystal comentou que "Joel está melhor. No início, ficamos os dois arrasados. Da noite para o dia, nossa vida se transformou em algo totalmente diferente".

Agora, a vida de Crystal se resume a cuidar de Joel. Ela o leva às consultas e o ajuda com os exercícios de fonoaudiologia e a fisioterapia. Paga as contas, lida com os impostos e, a mais frustrante de todas as tarefas, administra os seguros e planos de saúde, além dos formulários. "Você não acredita quantas horas passei consultando manuais e contas", disse ela, sacudindo a cabeça.

Crystal sente falta do marido que a ajudava na solução de problemas pessoais comuns, tais como lidar com os irmãos e um vizinho difícil. Joel tinha empatia e era muito prático para abordar questões de relacionamento. Havia décadas conhecia a família de Crystal e, no momento preciso, fazia uma piada ou dava uma sugestão. Entretanto, ele ainda ajuda, dentro de sua possibilidade. Sempre está por perto para ouvir e confortar Crystal. Às vezes, não consegue expressar suas ideias como deseja, mas mesmo assim é capaz de brincar com isso, balançar a cabeça solidariamente e envolvê-la nos seus braços ternos.

Crystal diz que ambos estão se acostumando à nova vida. Ouvem podcasts ou assistem a comédias. Três vezes por semana, ela convida alguém para tomar chá ou drinques. Velhos amigos vêm visitá-los e atualizam os dois sobre o que está acontecendo.

"Não comparamos nossa vida atual com o que foi antes. É uma vida diferente. Mas ainda nos amamos e nos damos bem. Não gostaria que Joel estivesse com outra pessoa, diferente de mim."

Crystal é a típica cuidadora, uma mulher no nosso estágio de vida que cuida de um membro da família com problemas de saúde. Sua vida mudou radicalmente e ela sente falta da vida anterior, mas está fazendo o melhor que pode na nova situação.

Nem todas as mulheres têm condição de cuidar de um membro da família. Às vezes, moram longe, têm empregos que exigem muito ou têm problemas de saúde. Outras vezes, simplesmente, têm muita gente para cuidar e precisam fazer escolhas difíceis. Frequentemente, as mulheres se lamentam por não poderem fazer mais do que fazem e se sentem culpadas.

Cuidar pode ser, para a maioria das mulheres, extremamente gratificante e terrivelmente difícil. É a experiência suprema do "isto/e aquilo". Dá a oportunidade de nos sentirmos úteis, mas, ao mesmo tempo, pode nos isolar e ser difícil para a saúde.

Tradicionalmente, as mulheres sempre cuidaram dos idosos, dos doentes e dos jovens. Como quase todas as gerações que nos precederam, as mulheres da nossa geração foram criadas para se sacrificar. Nossos deveres não são, necessariamente, onerosos. Na verdade, a maioria foi cuidadora a vida inteira e se satisfaz em continuar sendo. Por sorte, vivemos numa farta rede de relações interdependentes. Visitamos amigos em hospitais, apresentamos condolências, cuidamos de familiares doentes e ajudamos os vizinhos, quando precisam. Gostamos daqueles de quem cuidamos e sabemos que alguns deles podem vir a retribuir o favor.

Cuidar exige que ponhamos de lado nossas próprias necessidades e sacrifiquemos o tempo em benefício do outro. Especialmente quando este trabalho começa a se tornar integral e tende a apresentar seus aspectos depressivos. Mesmo assim, muitos jovens escolhem essa tarefa e se sentem bem em desempenhá-la. Devido a sua natureza paradoxal, cuidar nos apresenta a oportunidade de refletir sobre a pergunta: "O que podemos significar como felicidade?"

Cuidar dá a muitos de nós sentido e razão de viver. Numa época em que 40% da população dos Estados Unidos sente como se sua vida não fizesse sentido, essa informação não representa um benefício pequeno. Mesmo assim, uma enquete, em 2015, conduzida pela Aliança Nacional de Cuidadores, concluiu que quase 40% dos cuidadores acham seu trabalho altamente estressante e entre 40% e 70% sofrem de depressão.

Em seu ensaio *What is Good Life?* [O que é uma vida boa?], Emily Esfahani Smith compara vidas felizes a vidas significativas. Felicidade diz respeito a bem-estar e obtenção daquilo que queremos. Em certo sentido, tem a ver com receber. Por outro lado, vidas significativas quase sempre envolvem sofrimento e sacrifício a serviço de um objetivo transcendente.

Entretanto, Smith conclui que, "os que buscam a felicidade ficam infelizes quando não conseguem o que querem. Os que buscam um significado conseguem sobreviver a acontecimentos negativos".

A questão aqui é como definimos felicidade? Não temos palavras adequadas para analisar as suas diferentes formas. Certamente, poderíamos nos beneficiar de nuances linguísticas mais amplas. Precisamos de uma palavra para a felicidade que sentimos quando tomamos um sorvete; depois de transar numa tarde preguiçosa; ao ouvir que um dos netos ganhou uma bolsa de estudo; quando, casualmente, encontramos com um amigo que não víamos havia muito tempo.

O contentamento é uma forma de felicidade, da mesma maneira que o entusiasmo por alguma coisa interessante que esteja acontecendo. A antecipação das férias ou uma festa sábado à noite são tipos de felicidade; dormir bem e acordar refeita no dia seguinte são outros. Finalmente, existe a felicidade que deriva do ajudar os outros e cumprir com o nosso dever. Precisamos de todos esses tipos de felicidade equilibrados de alguma forma. A chave da questão é o equilíbrio.

A cultura dos Estados Unidos não ajuda a distinguir essa questão. Tendemos a valorizar o trabalho que gera dinheiro quando, na verdade, o trabalho mais importante para a sociedade, em geral, não faz isso. Lamentavelmente, cuidadores profissionais são mal pagos e muitos nem são remunerados, tampouco são reconhecidos por sua constante dedicação. Se definirmos o trabalho como geração de um bem, então o trabalho de cuidar é um dos melhores que podemos fazer.

Como amigos ou membros da família e cuidadoras, podemos ajudar muito ouvindo e demonstrando empatia pelas mulheres que estão na luta. Podemos levar-lhes pequenos presentes, como livros, chocolates ou flores, e nos certificarmos de que sejam convidadas a participar de encontros, mesmo que sua presença seja improvável. Quando as mulheres são cuidadoras em casa, um telefonema diário pode fazer a diferença, reconhecendo os seus esforços e confirmando sua importância.

Ardith é uma artista gráfica, que cuida da mãe de temperamento difícil, que deveria estar numa casa de repouso, mas se recusa a ir. Várias vezes por dia, ela telefona para Ardith pedindo que venha consertar a lata de lixo, ajeitar seu cabelo ou lavar suas roupas. Quando Ardith faz essas tarefas, a mãe não lhe agradece. Assume que a filha irá prestar assistência de qualquer jeito.

Ao mesmo tempo que Ardith faz o que pode para fixar limites, não quer que a mãe sofra. Isto significa que, após longos dias de trabalho, ela vai à casa da mãe em vez de ir para a própria casa preparar o jantar para si e o marido. Ardith sente-se cansada o tempo todo e suspira quando fala sobre a mãe.

Ao longo do tempo, a relação materna afetou seu casamento e sua saúde mental. Ela sabe que o marido é fiel, mas se sente culpada por não terem tempo juntos. Só lhe resta sentir-se usada e amarga. Ardith me disse: "Ganhei prêmios por meu trabalho artístico, mas nada pelo trabalho com mamãe."

"Vou lhe dar um troféu e uma dúzia de rosas", eu disse.

Ardith riu e respondeu: "Compre apenas as rosas. Amarelas, por favor."

Comprei as rosas, mas, ao mesmo tempo, sei que o reconhecimento básico a Ardith e outras cuidadoras precisa ser interno. Quando fazemos algo difícil, como tratar com um plano de saúde o dia inteiro, temos que nos dar crédito pela persistência e competência. Ao fim de uma tarde difícil, temos que nos lembrar de que executamos um trabalho digno e de que dias melhores virão. Isso é mais difícil do que parece. Talvez as cuidadoras devessem pregar um lembrete no espelho do banheiro para se autoelogiar pelo cumprimento das tarefas diárias.

Como Ardith me disse, "nunca fiz nada mais penoso na vida do que cuidar de minha mãe. Não tenho tempo para mim. Oscilo entre a culpa e a raiva. Minha pressão arterial está alta".

E continuou: "Digo a mim mesma que estou ganhando estrelas em minha coroa para o céu. No meu leito de morte, me orgulharei disso. Perseverei na tarefa ingrata, simplesmente porque era o meu dever."

Quando cuidamos de alguém por tempo integral, temos que aprender a equilibrar o cuidado com o outro e o cuidado conosco. Precisamos desenvolver um plano realmente eficaz de autocuidado. O primeiro passo pode ser explorando e aceitando nossas próprias emoções com relação à situação. Podemos admitir nossas ambivalências, raivas, frustrações e amarguras. Podemos sair e gritar nossa frustração, ou entregar os pontos e chorar durante o tempo que for necessário. Expressar as emoções é, na verdade, um bom modo de alívio.

Podemos fixar mais limites. Ardith, por exemplo, pode dizer não à mãe rabugenta e ingrata às vezes. Mas dar limites aos doentes que amamos demanda consideráveis reajustes. Nós mulheres somos educadas para nos sentirmos responsáveis por todos e, se não tivermos cuidado, podemos construir tanta empatia que nos esgotaremos diante das necessidades dos outros.

Quando percebemos que isso está acontecendo, é importante nos concentrarmos no que devemos fazer para nós mesmas, a fim de permanecermos vivas. Pode ser meditação, levar o cachorro para passear, sair para jantar, dormir até mais tarde ou fazer jardinagem. Uma vez que saibamos o que precisamos, podemos então explicar aos outros que estaremos disponíveis para ajudar, depois que cuidarmos de nós. Assim, em vez de nos sentirmos culpadas, podemos nos elogiar por fixarmos os limites da nossa própria saúde. Esse tipo de autoproteção é particularmente importante, quando cuidamos de alguém que poderá depender de nós durante muito tempo.

Pode ser que tenhamos necessidade de ajuda de amigos ou membros da família, ou mesmo de um grupo de apoio, ou de dias de folga destinados ao autocuidado. Se a pessoa de quem estamos cuidando estiver em casa, podemos convidar visitas. Uma casa com gente entrando e saindo é alegre e pode ajudar o doente a saber o que está acontecendo.

• • •

O marido de Willow, Saul, tinha problemas de equilíbrio e caiu duas vezes a caminho da sua livraria. Willow suspeitava que ele tivesse algum tipo de infecção no ouvido e sugeriu que fosse ao médico. Certa tarde, Saul fechou a livraria e saiu para fazer um check-up. O médico solicitou exames e pediu que Saul voltasse dentro de um mês para avaliar os resultados. Willow queria ir com ele, mas estava escrevendo um projeto para obter uma bolsa. Saul estava sozinho quando ouviu que estava com doença de Parkinson, a meio caminho de desenvolver sintomas mais sérios.

Durante o jantar, com seu jeito simples, Saul contou a Willow sobre o diagnóstico e os prognósticos. Willow afastou o prato e soluçou. Saul acariciou seu braço e murmurou: "Vai ficar tudo bem. Deixe que eu me preocupo com isso."

Além da tristeza, Willow tinha medo de que a saúde de Saul interferisse em sua carreira, mas ele não lhe pediu qualquer mudança. No entanto, no mês seguinte, Saul colocou a livraria à venda e contratou alguém para administrá-la, até conseguir vendê-la.

Por algum tempo, as coisas funcionaram normalmente. Saul pegava o avião sozinho para visitar o irmão na Califórnia. Associou-se um grupo de exercícios para pacientes de Parkinson e continuava a visitar os amigos e as livrarias. Mas, um ano mais tarde, ele caiu e fraturou o pulso. Precisava da ajuda de Willow para se vestir e tomar banho. Os tremores pioraram e, quando estava cansado, a cabeça balançava de um lado para outro. Tinha dificuldade de manter contato visual.

A princípio, Willow sentiu-se sobrecarregada. Sua vida havia virado de cabeça para baixo e muitas de suas suposições sobre o futuro não mais se mantinham. Os recursos disponíveis não estavam organizados para Saul, e tudo demandava novo aprendizado. Apesar de profissionalmente lidar com pessoas com necessidades especiais, em sua vida pessoal Willow sentia-se totalmente despreparada para ser cuidadora.

Certa noite, depois do jantar, ela havia dito bruscamente: "A aposentadoria me dá a sensação de isolamento, cansaço, vendo-me deitada o dia inteiro de pijama sem fazer nada."

"Estaríamos juntos", respondeu Saul. "Você não acha que seria divertido?"

Honestamente, Willow não conseguia concordar. Preocupava-se com os pacientes Ruby e Myron, e os demais, que ela não podia abandonar. Perguntava a si mesma se Saul e ela não se cansariam um do outro, e terminariam como um daqueles casais que não tinham mais o que dizer um ao outro. Quando pensava na vida colocando os sapatos de Saul, ou ajudando-o no banheiro, ficava deprimida.

Uma noite, quando esperavam um táxi, Willow repetiu suas preocupações com relação à aposentadoria. Saul olhou-a com exasperada ternura e disse: "Se eu precisar de ajuda em casa, contrataremos uma cuidadora. A coisa mais importante é você estar feliz."

Willow sentiu-se segura com o comentário, embora culpada. Enquanto isso, continuava trabalhando, mas saía do consultório às cinco, de forma que pudesse chegar em casa a tempo da fisioterapia de Saul. Esse arranjo não era ideal para nenhum dos dois. Ela saía antes de seu dia de trabalho terminar e Saul ficava sozinho o dia inteiro.

Willow ficou exausta e perdeu o foco. Saul era quem cozinhava, cuidava dela e sabia que decisões emocionalmente difíceis se apresentariam adiante. Queria fazer o que fosse correto para Saul, mas gostava de ter o comando no trabalho, e, de repente, via que o espetáculo estava no terceiro ato.

Em casa, havia vezes em que ela perdia a paciência com Saul e ficava pensando se dispunha de coragem suficiente para aguentar o fardo. Nas orações, pedia força.

Mas, ao mesmo tempo, as emergências demandam comportamento emergencial. Nem todos experimentam o crescimento quando ele é exigido, mas Willow, aos poucos, se desenvolveu numa versão aprimorada de si própria. Aceitava a nova realidade, deixou de se achar a vítima e passou a se ver como voluntária.

Durante o ano seguinte, na medida em que a saúde de Saul deteriorava, Willow tornou-se mais forte, enfrentando os novos desafios de cada dia. Ajudava o marido nas suas muitas necessidades físicas e, lentamente, adquiriu mais paciência e tolerância. Desenvolveu um forte conjunto de estratégias internas e tornou-se uma mulher mais empática. Sua relação com Saul ficou mais profunda e divertida.

Willow continuava a se dividir entre o trabalho e o cuidado com o esposo. Estava determinada a tornar a vida dos dois e a sua própria uma experiência agradável. A maior parte da vida havia sido uma mulher forte e hoje era mais resistente à adversidade.

Sabia que quando Madre Teresa estava morrendo, disse: "Trabalhei para Deus a minha vida inteira e sei que, em breve, estarei dançando no céu. Mas gostaria de ter dançado mais durante minha temporada na Terra." Não importava a situação, Willow estava determinada a encontrar momentos para dançar.

6. Devastada

"Afundando, afundando, afundando na escuridão do túmulo
Gentilmente, eles se vão, o belo, o terno e o generoso;
Silenciosamente, eles se vão, o inteligente, o astuto, o corajoso.
Eu sei. Mas não concordo. Não me conformo."

Edna St. Vincent Millay

"A vida foi feita para ser vivida e é preciso manter
viva a curiosidade.
Não se deve nunca, seja qual for a razão, dar as costas à vida."

Eleanor Roosevelt

Os pais de Jenny moravam a três horas de sua casa, numa pequena cidade de Nebrasca. Ela passara o último ano em que estavam vivos visitando-os uma vez por semana e levando-os às consultas médicas. Entre as visitas, enviava mensagens pelo celular inúmeras vezes ao dia e conversava com eles pelo Skype todas as noites. Cuidar dos pais parecia um emprego de tempo integral, mas Jenny não reclamava. Ao contrário, via aquele ano como a última oportunidade de estar ligada a eles.

No final de semana, antes de morrer, a mãe disse a Jenny que estava pronta para ir embora. Sentia-se cansada das doenças e já não apreciava a vida. Jenny organizou aquele último fim de semana para que a mãe estivesse com os filhos e os netos. A senhora sentia-se bem, estava ágil, ria e conversava de um jeito que deixou boas lembranças em toda a família. Depois que os familiares saíram, Jenny ficou com ela. Na noite de terça-feira, a mãe morreu dormindo.

Jenny levou o pai, que estava em uma cadeira de rodas, para morar com ela e sua família. Fazia para ele suas comidas preferidas e seu filho tocava piano para o avô. Assistiam a filmes antigos e jogavam cartas. Um mês depois, ele também faleceu.

O funeral foi na igreja que os pais frequentaram durante quase sessenta anos. Jenny pediu aos presentes que não lamentassem, pois ambos haviam "vivido vidas agradáveis". Na recepção, depois, Jenny me disse: "Estar ao lado dos meus pais, no momento de sua morte, foi a experiência mais difícil e linda da minha vida."

Jenny sentia saudade, mas sua dor não era intensa, pois os pais haviam tido uma vida longa. Como ela tivera condição de cuidar deles, achava relativamente fácil se despedir.

Assistir alguém na hora da morte é uma honra e uma responsabilidade. É uma experiência transformadora. No entanto, sem querer, aprendemos lições sobre a natureza da realidade e sobre nós mesmos. É evidente que nem sempre podemos ajudar. A morte pode ser repentina e inesperada. Podemos estar longe e ter nossas obrigações. Às vezes, apesar dos nossos esforços, o processo de morrer pode ser difícil. Mas, às vezes, temos a sorte de ter tempo e condição.

Tanto quanto o nascimento, a morte é das experiências humanas a mais misteriosa e natural. No entanto, ao contrário do nascimento, em que temos razoável conhecimento sobre o que vem a seguir, com a morte tudo é envolto em mistério.

A morte é um acontecimento social, emocional, espiritual e físico. É também um componente cultural. Nossa cultura nos Estados Unidos nega a morte. Não se fala a respeito do assunto, nem se contempla a morte. Em geral, quando tentamos trazer o tópico à baila, alguém nos diz: "Não seja mórbida." Não somos educados para informar nossos entes queridos sobre a aproximação de sua morte. Por essa razão, às vezes, não aproveitamos a oportunidade para dizer o que precisa ser dito e ter conversas terapêuticas. Em geral, aprendemos com o fato.

Se estamos ajudando alguém a enfrentar a morte, precisamos ter certeza de seus desejos com relação ao assunto. Oxalá, eles estarão conscientes e poderão tomar suas próprias *decisões*. Se nos couber decidir, precisamos ter o máximo de informação sobre os desejos do nosso ente querido.

É importante ter à mão procurações, atestado de óbito, instruções para o funeral, o testamento, mas, talvez o mais importante, precisamos ter a compreensão familiar acerca dos cuidados paliativos. Isso envolve não apenas uma conversa, mas muitas, com todos os membros mais próximos, ao longo dos anos. Muitos esperam até o último momento para ter essas conversas, mas o momento de crise não é o ideal para tratarmos de escolhas complicadas e intensas da vida.

Centros de cuidados paliativos podem servir de grande ajuda. Com raras exceções, os funcionários são treinados para cuidar da dor física, emocional e espiritual. Esse tipo de lugar incentiva os pacientes a aceitar a morte e as experiências que a morte traz. Quando as pessoas estão morrendo, em geral têm medo de sentir dor, do processo de morrer e de ficarem sozinhos e desamparados. Não raro, têm problemas de ordem prática com a respiração, alimentação, digestão e mobilidade. Esses lugares podem ajudar as pessoas a morrerem com dignidade.

Rosalee, funcionária de um desses centros, contou-me que, quase sempre, a agonia que as pessoas sentem em torno da morte não resulta da dor física, que em geral pode ser controlada, mas da dor emocional e do medo do que vem depois. Deu o exemplo do homem que morria de câncer na garganta. Ele havia abandonado a família quando os filhos eram pequenos e agora se sentia culpado e envergonhado do seu comportamento. Queria que os filhos estivessem ali, para que ele pudesse pedir perdão, mas não falavam com ele. Ela também me contou sobre a mulher que estava apavorada com a possibilidade de perder sua capacidade cognitiva antes de morrer e se tornou grosseira e fora de controle.

"Não conseguimos dar jeito para tudo", disse Rosalee. "Às vezes, simplesmente, nos damos as mãos e escutamos."

Ela contou que, quando as famílias tentam manter o parente que está morrendo alheio ao que está acontecendo, em relação à sua situação médica, a morte é mais difícil. Na maioria das vezes, as pessoas sabem e contam com a família para enfrentar juntas o momento. Esse tipo de lugar ensina que há cinco frases essenciais: "Por favor, me perdoe. Eu perdoo você. Eu amo você. Obrigada. Adeus."

"Nesse tipo de instituição, as mulheres tendem a viver mais tempo do que os homens", revela Rosalee. "Elas têm mais facilidade de lidar com questões emocionais e tendem a aceitar terapias alternativas como massagens e aromaterapia."

Às vezes, os pacientes gostam de piadas ou histórias sobre a vida fora do quarto. Muitos gostam de afagos, de terem o cabelo penteado, ou que lhes passem um perfume. Rosalee quase sempre aplicava massagens nos pés e na cabeça. Sabia perguntar: "Que alegria posso lhe dar hoje? Nos próximos cinco minutos? Agorinha mesmo?"

Aconselhava a não entrarmos no quarto de um paciente terminal com uma agenda. Não devemos falar dos nossos problemas ou levantar falsas expectativas. Além disso, a maioria dos pacientes terminais não quer saber que outras pessoas estão morrendo ou têm o mesmo problema de saúde. Preferem conversar sobre coisas alegres do passado ou acontecimentos positivos no presente. A maioria gosta de confirmar que foram pessoas úteis, generosas e atenciosas.

Rosalee observou também que, enquanto na nossa cultura enfatizamos a companhia daqueles que amamos, quando morrem, muitos pacientes esperam que todos tenham saído do quarto, para morrer. Especulou que pode ser que isso se deva à dificuldade em sair da vida cercado pela família. É mais fácil, quando se está só, simplesmente partir.

Segundo ela, grande parte de nós queremos as mesmas coisas quando morremos. Queremos estar em casa com a família ou com amigos próximos, confortáveis e conscientes.

Ao contrário dos centros de cuidados paliativos, o sistema médico moderno nos estimula a negar a morte. Mesmo nos casos de câncer terminal, os médicos tendem a recomendar mais tratamentos. Como escreveu o Dr. Atul Gawande, em *Being Mortal: Medicine and What Matters in the End* [Sendo mortal: medicina e o que importa no final], "Os médicos não são treinados para ajudar seus pacientes a tomarem boas decisões relacionadas a doenças fatais. Ao contrário, são treinados para salvar vidas e estimular a esperança. Assim, recomendam procedimentos que eles próprios não aceitariam para si."

Segundo escreve o Dr. Gawande, muitos médicos não gostariam de receber os tratamentos que prescrevem para o último estágio. Na sua pesquisa, um estudo liderado por V.J. Periyakoil concluiu que 88% dos médicos ouvidos evitariam procedimentos invasivos e máquinas para prolongar a vida ao se aproximarem do final.

Mavis assistia o marido em fase terminal, para que ele tivesse uma morte tranquila. Levou Rick a uma consulta para biópsia, no dia 1º de junho. No dia 5, souberam que ele tinha câncer no fígado, que havia se alastrado para o resto do corpo. O médico recomendou alguns tratamentos paliativos, que o obrigavam a ficar no hospital, mas Rick queria ir para casa. Por telefone, Mavis pediu ao hospital uma cama, para ser instalada no seu apartamento. Cadastrou-se no serviço de atendimentos terminais e, no final do dia, levou Rick de volta para casa.

Sua vida estava totalmente concentrada no marido. Queria satisfazer a suas necessidades, organizar o atendimento médico e ajudá-lo a se sentir confortável, amado e feliz. Fazia sua canja favorita e lhe trazia frutas frescas para os smoothies. Contratou uma massagista terapêutica que atendia em casa. Mavis entrou em contato com todos que, de alguma forma, haviam tido algum tipo de atrito com Rick e pediu que o visitassem, para que resolvessem suas questões. Convidou amigos, colegas de trabalho e parentes para lhe escreverem bilhetes e cartas sobre o que ele significava em suas vidas.

Uma funcionária do serviço de assistência a pacientes terminais certificava-se de que Mavis tivesse os medicamentos necessários para dor, além dos equipamentos, e ensinou-lhe a aplicar injeções. Mavis se aperfeiçoou e se tornou a melhor versão de si própria. Não fazia ideia de que seria capaz de tantos gestos competentes e amorosos.

Rick passou em casa o mês seguinte e, com a ajuda do serviço de atendimento a pacientes terminais, não sofreu fisicamente. No dia 4 de julho, eles assistiram aos fogos de artifício do dia da Independência, no parque, a poucos metros de sua casa. Brindaram com champanhe seu casamento feliz. Rick tomou apenas alguns goles. Mavis segurou sua mão, ficou olhando o céu em explosão e terminou a garrafa. No dia seguinte, quando Rick morreu, Mavis o tinha nos braços. Havia proporcionado ao marido a morte que ele queria.

A experiência fortaleceu Mavis. Rick havia sempre cuidado dela, atento aos detalhes práticos da vida do casal. Cuidar dele a havia possibilitado ser a parte forte. Sentia que havia retribuído um pouco do carinhoso cuidado do marido por ela. Depois da morte de Rick, Mavis chorou durante seis horas. Chamou, então, alguns amigos e parentes. Três dias depois, Rick foi cremado e suas cinzas foram enterradas num cemitério próximo.

Posteriormente, a casa ficou muito vazia. Quando tiraram a cama hospitalar da sala, a sensação era de que ela não tinha móveis suficientes. Havia se concentrado tanto em Rick que, quando ele morreu, não havia mais nada dentro de si. A dor instalou-se em todos os espaços do seu coração.

Na verdade, todo o seu corpo parecia estar em choque. Sentia-se anestesiada e incapaz de se movimentar. Mal conseguia pensar, falar ou respirar. Tudo ao seu redor era de uma escuridão profunda, que traduzia a perda de qualquer esperança. Continuava pensando: "Quem me dera ter ido com ele."

Não acreditava no suicídio, por causa do estrago nos amigos e membros da família que permaneciam vivos, mas queria estar morta. Sentia como se nunca mais fosse ser feliz novamente. A vida parecia ter terminado.

Três ano mais tarde, embora ainda se sentisse sozinha, Mavis havia aprendido algumas coisas. Aprendera a pedir ajuda aos amigos e à família. Quando entrava na igreja ou na aula de cerâmica, dizia: "Preciso de abraços. Preciso ser bombardeada de amor."

Compreendeu como ajudar outras pessoas que haviam perdido entes queridos. Nunca mais diria "me diga se há alguma coisa que eu possa fazer". Em vez disso, fazia uma refeição, convidava o enlutado para ir ao cinema, ou marcava uma hora para um café.

Aprendeu, também, a viver um dia de cada vez. Quando olhava para o futuro, sentia-se sufocada diante de todas as possibilidades. Mas quando se detinha em vencer cada dia, da melhor maneira possível, em geral atingia seu objetivo. A lição mais importante foi saber que ela era mais forte e generosa do que imaginava.

Meu sobrinho, Paul, é guia de jovens em trilhas nos bosques da Califórnia. Passam várias semanas acampados e, segundo me disse, "quando estamos no mato, fico desejando que desabe uma tempestade. Anseio que caia uma chuva forte e fria, e que o vento derrube as tendas. É nessa hora que os meninos descobrem do que são feitos".

Perder um ente querido é mais ou menos como estar numa tempestade. Aprendemos sobre nós mesmos. Muitas vezes, descobrimos surpreendentes reservas de força e coragem.

Há grande diferença entre ajudar os entes queridos, quando estão morrendo, e perdê-los. Quando ajudamos, temos foco e sentido. A pessoa ainda está conosco. Quando eles morrem, nós nos sentimos à deriva e vazios. Como disse uma amiga, "eu me sinto como se fosse metade de alguma coisa que não mais existe".

Mortes repentinas, mortes intempestivas, como a de uma criança, e mortes que poderiam ter sido evitadas são as mais pesadas de suportar. No entanto, mesmo quando as esperamos, todas as mortes parecem repentinas. Num minuto uma pessoa deixa de estar viva e no minuto seguinte vira um cadáver.

Nosso choque é seguido de um sentimento de escuridão e de que nada irá funcionar.

É como se estivéssemos vivenciando um momento de prova secreta, em que todas as nossas reservas serão testadas. Perdemos de vista uma margem e não conseguimos ver a outra.

A dor é uma experiência física e emocional. É, na verdade, importante sentir nossa dor e dar tempo ao tempo. A princípio, nos vemos muito sós. Quando acordamos de manhã, o primeiro pensamento é a perda, e o dia escurece. Queremos ser reconfortadas em nossa dor, por termos perdido a pessoa que morreu. Não conseguimos sequer nos imaginar comendo sozinhas, ou saindo nas primeiras noites de sábado.

Mas a maioria de nós supera a dor. Muitas vezes, vemos quanta gente sente amor por nós. Amigos, que sabem o que é o luto, gostam de nos ajudar no processo de recuperação. Passamos por todos os estágios esperados da dor, mas também enfrentamos o que o psicólogo John Bowlby considera uma etapa adicional: "saudade e busca". Ele descreve a experiência como um sentimento profundo de vazio e um desejo ardente de estar com o ente querido. A tristeza em geral se relaciona com a impossibilidade de ver os que partiram, conversar com eles e sentir sua presença.

Muitas das mulheres com quem conversei descreveram saudade e busca. Sharon se punha a caminhar sozinha sob as estrelas. Quando se via num determinado lugar da caminhada, procurava uma estrela cadente.

Sentia, assim, o marido ao seu lado, protegendo-a. Decorridos três anos da morte, ela continuava a ver "suas" estrelas cadentes.

A verdadeira tristeza jamais desaparece. Aprendemos a viver com ela. Depois de um tempo, nossos amigos param de perguntar e paramos de falar de nossas dores. Concluímos que de nada ajuda e que quase todos, em quem confiamos nossa tristeza, também carregam profunda dor em seus corações. Quase sempre decidimos que, uma vez mais, nossa tarefa é animar os outros.

A dor não é somente algo a se suportar, é também reflexão sobre nossa capacidade de amar. Permite-nos compreender a experiência humana mais profunda, no nível mais íntimo. O enfrentamento de nossa dor demanda disposição e coragem. Temos que investigá-la com curiosidade e paciência, temos que a deixar ficar em nosso coração até que esteja pronta para sair.

Muitas vezes, o simples cumprimento do luto diminuirá a tristeza. Mas, como escreveu a poeta Linda Pastan, "a dor é uma escada circular". Nós nos sentimos melhor e, em seguida, pior. Feriados, aniversários e muitas outras ocasiões acionam reações de tristeza. Pode ser que passemos bem o segundo ano, e que nos sintamos abatidos no terceiro. Com firmeza e habilidade, avançamos na nossa jornada, embora não sem as espirais.

Eventualmente, aprenderemos a reequilibrar nossa vida e nos apartaremos da dor. Não queremos nos afundar na tristeza ou nos desvincular dela. Mas, no começo, não podemos saber como fazer isso. Até o ato de comer chocolate pode deflagrar a dor.

Quando perdemos gente querida, temos que recorrer à porção resiliente dentro de nós, que sabe como proceder. Essa porção não irá emergir imediatamente. Mora lá no fundo de nós e fica à espera de poder ser útil.

Podemos nos lembrar dos nossos modelos terapêuticos. Telefonei para minha tia Grace, de oitenta anos, depois que o filho dela morreu de um ataque cardíaco. Ela morava nas montanhas Ozark, cercada pela família. Eu estava em Seattle, mas queria tanto estar com minha tia, que meu coração apertava. Quando ela pegou o telefone, derramei minha tristeza. Tia Grace me ouviu e me assegurou de que percebia meu pesar. Disse-me, então, "precisamos amar e cuidar dos que sobram".

Quando perco alguém, penso em tia Grace. Não importa a situação em que estejamos, sempre temos a liberdade existencial para fazermos escolhas. Sempre existem oportunidades para reflexões e resgate.

Pat é um exemplo de mulher que enfrentou a dor integralmente, fez boas escolhas e conseguia falar de sua experiência com sabedoria e sinceridade. O marido de Pat morrera fazia dois anos. Fui ao funeral. Jerry faleceu com cinquenta e sete anos, mas viveu dias melhores do que a maioria daqueles que chegam aos cem anos. Administrava uma cooperativa de alimentos, ensinava filosofia e trabalhava para a rádio pública de Nebrasca. Amava a esposa, seus gatos, boas conversas, beisebol e o acordeão. Um poema de William Stafford começa com os seguintes versos: "Quando sacudiram a caixa e fizeram o sorteio, você foi destinado à felicidade." Assim foi com Jerry.

Recentemente, Pat e eu nos sentamos na sua cozinha iluminada, para conversar sobre a fase terminal de Jerry e suas repercussões. Ela me disse que seu câncer de esôfago tinha sido uma surpresa. Haviam ido ao médico para uma endoscopia de rotina e, imediatamente, foram informados: "Vejo um câncer." Marcaram uma biopsia no dia seguinte e, depois disso, o médico lhes disse que Jerry teria menos de um ano de vida. Pat se lembrava de que seu primeiro pensamento foi: "Não ficaremos velhos juntos."

"Tudo aconteceu muito rápido. A primeira consulta foi no dia 13 de dezembro. No dia 20, soubemos que o câncer tinha se alastrado para o fígado e outros órgãos. Antes do Natal, demos a notícia para a família e, em janeiro, contamos para os amigos. Planejamos passar um ano juntos."

Pat contou que, durante aquela época, ela sentia como se um despertador estivesse sempre tocando no seu cérebro, sinalizando a urgência daquilo que ela precisava fazer para ajudar Jerry.

"Pensei que, mesmo doente, ele seria o mesmo Jerry. No entanto, rapidamente, aprendi que as pessoas mudam quando estão gravemente doentes", ela explicou. "Esperava que fôssemos cuidar um do outro ao longo do processo, mas ficou claro que nossa vida precisava estar voltada para o Jerry." Pat deu um exemplo pequeno, mas significativo, da viagem que fizeram ao Texas, no Natal, para visitarem os pais. Ele sempre cuidou das passagens e dos detalhes do voo, mas dessa vez, assim que entraram no aeroporto, entregou a Pat os bilhetes e passou a depender dela.

Durante quase todo o mês de janeiro, Pat trabalhou como diretora de um grande sistema de bibliotecas. Pensava que seria necessário pedir licença mais tarde, quando Jerry estivesse morrendo. Nenhum dos dois imaginou que ele morreria naquele mês.

Quando Pat estava com Jerry, mantinha a mente ocupada. Mas, quando estava a caminho do trabalho, seu espírito era inundado por pensamentos obscuros. Um deles era de que seus melhores dias haviam ficado para trás. O outro era de que ela ficaria sozinha ou, eventualmente, namoraria alguém. Quando proferiu a expressão "namorar alguém", estremeceu.

Pensou em como Jerry havia descrito o câncer. "Parecia que, enquanto eu andava pela rua, um gigante havia emergido, de repente, e o derrubara no chão. Lutei, mas não consegui levantar."

Os médicos haviam dito a Jerry que ele precisava comer e manter o peso, mas, muitas vezes, ele não conseguia. Ficava aborrecido por não ter força de vontade e se obrigar a comer. As pessoas traziam comidas maravilhosas, cremes e *consomées*, mas ele não conseguia segurar nada. Como os pulmões e o fígado estavam debilitados, enfrentava muitos sintomas desagradáveis, como soluços e vômitos contínuos. Jerry não tinha medo da morte, mas tinha horror de ficar tão doente.

No final de janeiro, foi para o hospital, numa segunda-feira, para o que eles haviam pensado ser uma breve internação, para que pudesse voltar para casa em melhores condições. Ao contrário, foram informados de que estava na hora de se administrarem os cuidados paliativos, e que Jerry teria menos de um mês de vida. Pat contou que se concentrou em preparar a casa para Jerry, e preparar Jerry para ir para casa. Mas isso nunca aconteceu; ele morreu na sexta-feira, no hospital.

Pat arrependia-se por não ter levado os gatos para visitarem Jerry no hospital, já que o médico havia autorizado. "Jerry amava aqueles gatos."

Seus pais e demais parentes vieram se despedir. O grande objetivo de Pat era que ele morresse se sentindo amado e cercado pela família, e isso ela conseguiu fazer.

Durante o intenso período em que, rapidamente, Jerry morria, Pat concluiu com clareza o que era e o que não era essencial na vida. Logo aprendeu que algumas coisas eram muito mais importantes que outras, e que o mais importante era simplesmente estar à disposição de Jerry.

Ele não era frequentador da igreja, mas o funeral foi na igreja de Pat. Como ele apoiava o quarteto local de música de câmera, os integrantes compareceram com bela música. Mais de seiscentas pessoas encheram a igreja. Os parentes de Jerry que haviam vindo do Texas se surpreenderam com os muitos amigos que ele tinha. Não haviam imaginado o impacto que ele havia causado em tantas pessoas. Eu também havia me surpreendido. Pensei que ele e eu tivéssemos uma relação especial e compreendi que, provavelmente, Jerry, teve uma relação especial também com aquelas outras pessoas.

Depois, todos comemos torta e tomamos café no porão da igreja. Pat comportou-se da maneira costumeira, equilibrada e sorridente. Um de seus parentes, que havia estado no hospital, sussurrou ao meu ouvido: "Se algum dia eu tiver uma doença fatal, vou chamar a Pat para assumir o controle. Incrível como ela foi eficiente e organizada, atendendo às necessidades de Jerry."

Agora, dois anos mais tarde, quando refletimos sobre o tempo desde que Jerry morreu, Pat expressou satisfação ao pensar nos anos que passaram juntos. Os dois sempre tiveram uma boa relação, com pouquíssima tensão e muita diversão. Nenhum dos dois sentia que havia perdido tempo em companhia do outro. Manifestou surpresa, pois, desde a morte de Jerry, nunca havia soluçado. Tinha, entretanto, se sentido frágil e vulnerável, muito fraca para levantar o que parecia uma mochila de dor. Felizmente, os amigos e a família ficaram ao seu lado para ajudar com a mochila e colocá-la nos ombros. "Às vezes, as pessoas chegavam até a carregá-la para mim por um tempo", disse ela.

Descreveu o primeiro ano depois da morte de Jerry como triste. Chamou o segundo ano de rabugento. Sentia-se indignada que uma pessoa tão boa quanto Jerry tivesse morrido tão jovem. Mas se lembrou do próprio marido dizendo: "Pensar que por você ser bom nada de mau irá lhe acontecer é o mesmo que pensar que por você ser vegetariano um touro não o atacará."

As pessoas perguntavam como ela conseguia lidar tão bem e ela pensava: "Que escolha tenho? Tinha que trabalhar para pagar as contas. Não queria simplesmente ficar deitada no sofá, sem fazer nada. Este é o meu mundo agora e vou lidar com ele."

Passados dois anos, Pat ainda não está conciliada com a perda. "Gostava de estar casada com Jerry", disse ela. Sorria ao contar do que sentia mais falta. Jerry imitava sons muito bem. Se uma ripa de madeira caía por causa do vento ou um cano gemia, ele imediatamente repetia o mesmo som. Até hoje, quando ouvia algum ruído na casa, esperava em vão pelo eco.

Pat tem muitos amigos e atividades para preencher o dia. No trabalho, tem constantes oportunidades para crescer e aprender. Mas ainda não consegue gostar de voltar para uma casa vazia.

Não acredita que tudo tenha tido uma razão para acontecer. Vê o câncer de Jerry como um acontecimento aleatório do universo. Contudo, tem tentado aprender com isso e ajudar os outros. No Facebook, faz parte de um grupo de pessoas que lidam com câncer do esôfago. Sente-se confortada em ser útil. Seu mantra tornou-se "é bom estar viva". Jerry sempre lhe disse para manter os pés no chão, e ela tenta honrar o marido, apreciando cada bom momento. "A alegria é o meu melhor tributo à sua memória."

A história de Pat ilustra a complexidade e a extensão do luto. Em certo sentido, o luto não termina nunca. Mas pode ser amenizado. Manter-se ocupada ajuda, assim como ter alguma forma de expressão criativa e ter amigos. Pat é uma pessoa forte e competente, profundamente mergulhada numa comunidade estável e solidária, mas não parou de sentir dor.

Costuma-se dizer que o primeiro ano de viuvez é o mais difícil e que depois as coisas melhoram. Mas, na minha experiência com amigos, o segundo ano é muitas vezes o mais difícil. Em parte, porque as mulheres esperam que passado o primeiro ano, elas irão se sentir melhor, o que não acontece. Isso as leva a pensar que há algo de errado e se veem impotentes na superação do luto.

Nossa cultura não costuma ter atenção de longo alcance e não espera que passemos muito tempo em luto, mas a linha do tempo do coração é diferente. Como diz a compositora Mary Gauthier, "um ano é uma gota no balde, quando a gente perde alguém que ama".

Uma das melhores e piores coisas sobre a vida é que ela prossegue. Para as mulheres que fazem boas escolhas e desenvolvem destreza na navegação, os matizes do tempo facilitarão a recuperação.

Muitas de nós temos rituais que nos ajudam no processo de cura. Meu conforto está na escrita de tributos pessoais, onde examino o que a pessoa significou para mim, por que sua vida foi importante e o que era especial sobre ela. Procuro, também, lembrar-me de grandes momentos que passamos juntos.

Muitas vezes, associamos os membros da família que se foram a certos símbolos. Muitas mulheres encontram conforto e ligação com seus entes queridos nos pássaros, em particular os cardeais. Um número surpreendente de mulheres me contou histórias sobre cardeais que apareciam cantando para elas depois da morte da pessoa amada. Costumamos também associar música, comida, lugares e fenômenos naturais, tais como a Lua ou as estrelas cadentes, à pessoa que se foi. Quando pesco, penso em meu pai, que adorava todos os tipos de pescaria. Como forma de saudá-lo, ergo o peixe ao céu.

A perda nos proporciona acordar e lembrar de desfrutar o dia. Empurra-nos para a busca da beleza e do amor. Procuramos uma resposta transcendente que nos ajude a equilibrar nosso sofrimento. As respostas transcendentes reluzem ao nosso redor — os bancos nomeados, numa trilha de caminhada, as árvores plantadas em homenagem a alguém e as doações financeiras para boas causas. Até o simples ato de colocar flores no túmulo pode ser um momento de transcendência. Para sobrevivermos às perdas, temos que crescer e esse crescimento irá nos impulsionar para uma vida até com mais significado e gratidão.

7. Solidão e solitude

"A vida pode ser repleta de experiências, mas, em algum lugar, lá no fundo, todos nós carregamos uma vasta e profícua solidão, seja qual for o lugar onde estejamos."

Etty Hillesum

Carla fez parte da minha vida durante mais de quarenta anos. Era casada com um músico e participava de uma comunidade de músicos e seus fãs. Eu a encontrava em festas, *vernissage* e campanhas de arrecadação financeira de apoio às artes. Sempre estava cercada de amigos. Todavia, uma noite, num concerto ao ar livre, ela me contou que se sentia só.

"É uma solidão cotidiana", disse. "Meu marido é introvertido, nossos filhos já saíram de casa e eu posso passar dias em casa trabalhando em projetos sem ver ninguém."

"Eu também posso estar só", eu disse. "Por quase todas as mesmas razões. Passo muito tempo lendo ou escrevendo. Escolhi esta vida, mas ela me deixa isolada."

Conversamos sobre como passamos menos tempo com os outros, à medida que envelhecemos. Lembramos dos bons tempos, quando telefonávamos para os amigos, quando tínhamos vontade de conversar. Hoje, mandamos mensagens ou e-mails e parecemos intrusos, quase mal-educados, quando simplesmente ligamos para um amigo, de repente e sem razão.

Carla suspirou e disse: "Gosto da minha vida, mas minha casa é tão silenciosa... Às vezes, sinto saudade dos anos quando acordava com as crianças, trabalhava em tempo integral numa clínica movimentada, comia rapidamente e saía com o carro cheio de crianças para um jogo de futebol ou ensaio da banda da escola."

Não importa a forma como estruturamos nossa vida, a maioria de nós passará mais tempo a sós à medida que envelhecemos. O cientista Henrik Lindberg descobriu que, entre os vinte e os quarenta anos, os adultos passam menos de quatro horas por dia sozinhos. Aos setenta, a pessoa passa cerca de sete horas por dia sozinha. Se esse tempo, em que está só, é rotulado como solidão ou solitude, depende de nossas atitudes e do que fazemos com ele. Nós, mulheres mais velhas, tendemos a vivenciar uma mistura de solidão e solitude.

Naturalmente, podemos nos sentir sozinhas durante toda a vida. A infância pode ser incrivelmente solitária, em particular quando não existem pais emocionalmente disponíveis e uma comunidade afetiva. A crianças podem ser vítimas de *bullying* na escola e os adolescentes tendem a sentir tudo com intensidade, inclusive a solidão. Mães que ficam em casa podem se sentir isoladas. A solidão não é específica da nossa faixa etária, mas, devido à natureza deste estágio de desenvolvimento, é mais inevitável.

A maioria de nós vivencia perdas por volta dos sessenta e cinco anos. Podemos viver mais tempo que alguns daqueles que nos amavam. Podemos nos aposentar e perder colegas de trabalho, ou apresentar problemas de mobilidade, perda auditiva ou problemas visuais que limitam nossa interação com os outros. Podemos não dirigir mais. A falta de transportes públicos, a pobreza e o medo da violência podem nos manter em casa mais tempo do que desejaríamos. A depressão, a redução de energia ou uma doença crônica podem nos impedir de fazer ou manter amigos.

As decisões de outras pessoas podem afetar nossa vida. Holly nunca se casou, mas jamais se sentiu só. Criou a filha, Mandy, que havia se casado e comprado uma casa no quarteirão seguinte ao seu. Com o passar do tempo, Mandy e o marido, Dave, tiveram cinco filhos. Holly esteve presente no nascimento dos netos e, mais tarde, tomou conta das crianças, enquanto os pais trabalhavam. Participava de todos os eventos dos netos e sentia como se fossem uma família e duas casas.

Num dia de março, quando a neta mais velha estava com dez anos, e a caçula, com dois, Mandy telefonou para dar uma notícia surpreendente. Dave estava sendo transferido para uma cidade a 1.000 km de distância. A família se mudaria assim que o ano escolar terminasse. Mandy não havia comentado a possibilidade da transferência, pois não queria inquietar a mãe antes da confirmação, mas, naquela manhã, Dave havia recebido a carta do seu chefe.

Holly estava sentada na sua poltrona quando recebeu a notícia. A princípio, não conseguiu absorvê-la. Depois, sentiu enorme pressão no peito e não conseguia respirar. Pensou que estivesse enfartando. Minutos depois, quando a dor passou, Holly pensou, "pode ser que eu sobreviva a isso, mas não quero. Não conseguirei passar por essa dor novamente".

Quando Holly tinha nove anos, sua mãe morreu de câncer de mama, e Holly ficou com um pai pobre e emocionalmente distante. Tinha uma lembrança visceral daquele tempo sombrio e difícil. Até Mandy nascer, Holly vivera na obscuridade. Depois, pela primeira vez desde os nove anos, tinha a quem amar. Nos últimos anos, a família grande e cheia de vida tinha lhe dado a luz de que precisava. Agora, as trevas voltavam.

Uma hora mais tarde, Mandy ligou de volta, avisando que estava indo à casa da mãe. Holly disse que não; não podia permitir que a filha a visse tão destroçada. Sentou-se sozinha, olhando pela janela a neve lamacenta e suja. "As crianças...", pensou. "Como posso viver sem as crianças?"

Considerou a possibilidade de também se mudar e talvez o fizesse. Mas não tinha dinheiro suficiente e duvidava que encontraria algum emprego para que pudesse arcar com as despesas numa nova cidade. Além disso, sua igreja, seus amigos de toda a vida e o túmulo da mãe estavam ali.

Mais tarde, quando finalmente se levantou, encheu um copo com a vodca que guardava no freezer para as visitas. Não bebia com frequência, mas aquele momento lhe parecia uma boa ocasião para se anestesiar. Tomou um gole grande, engasgou e bebeu um pouco mais. Não gostava do sabor e sabia que não iria ajudar. Esse tipo de dor não podia ser obliterada com a bebida.

Holly pensou no pequeno Freddy, com dois anos, no jeito que se encostava nela e no cabelinho com cheiro de xampu de bebê. Com o FaceTime, ela não conseguiria acarinhar o neto ou sentir o cheiro do seu doce aroma. Novamente, teve dificuldade de respirar. Disse a si própria: "Não aguento. Simplesmente, não aguento."

As pessoas não precisam morrer para que vivenciemos a perda. Holly estava perdendo a família numa mudança de cidade. Contudo, para ela, parecia ser uma morte. Nos anos 1800, irlandeses faziam velório de emigração para seus familiares que iam para os Estados Unidos e nunca retornavam. Faziam elegias para os vivos. Parecia o fim de tudo.

Evidentemente, Holly iria visitá-los e a família viria passar alguns dias com ela. Entre as visitas, falaria com os netos pelo FaceTime. No entanto, passado um ano, Holly ainda sente muita saudade da família. Mesmo tendo retomado a rotina, vai carregar a tristeza para sempre.

• • •

Joyce foi afetada pelas decisões de outras pessoas. Tinha o hábito de toda uma vida de ir ao cassino com sua amiga e colega de trabalho, Annie. Mas a amiga se mudou. Joyce continuou a ir ao cassino, mas não era a mesma coisa e depois da aposentadoria, com a redução das finanças, não podia bancar noites jogando. Passava o tempo entretendo-se com sudoku e televisão. Considerava-se solitária, mas, na verdade, apenas estava sozinha. Enquanto arrumava a casa, conversava sozinha em voz alta.

• • •

Há dois anos, no Dia de Ação de Graças, a filha de minha amiga Sandra chamou a mãe de chata e saiu porta afora, pisando firme, depois da ceia. Sandra não conseguia entender a razão. Havia mencionado que o peru estava caro e que ela havia comprado uma garrafa de vinho por vinte dólares para aquele momento, mas isso, normalmente, não aborreceria Emily.

As duas tinham um relacionamento conflituoso, mas, até onde era do conhecimento de Sandra, nada especial teria acontecido para piorar as coisas. Sandra chegou a concluir que o comportamento de Emily não era pessoal. Sabia que a filha e o marido haviam refinanciado a casa recentemente e que tinham dívidas no cartão de crédito. Talvez isso fosse o que havia deixado Emily tão insegura e defensiva.

Depois da celebração do Dia de Ação de Graças, Emily ainda a evitava. Em dado momento, Sandra escreveu-lhe uma carta perguntando se poderiam conversar sobre o que estava acontecendo, fosse o que fosse. Emily respondeu que queria romper o relacionamento com a mãe. Sandra perdeu o chão. Isso lhe parecia um pesadelo. Como isso pode ter acontecido?

Telefonou e perguntou ao genro o que estava acontecendo. Ele foi compreensivo, mas disse que se tratava de um assunto de Emily. As amigas de Sandra eram solidárias, mas o que poderiam fazer?

Sandra ficou furiosa. Tinha feito o melhor para Emily. Não era culpa sua que o marido tivesse saído de casa quando Emily tinha três anos, para viver com a namorada. Mais tarde, Sandra trabalhava em dois turnos para que a filha fizesse parte da equipe de natação e usasse roupas boas. Chegou a pagar pela terapia da filha, quando ela era adolescente. Emily havia sido difícil, mas, ainda assim, Sandra sentia sua falta. Chorou muito no seu aniversário e no Dia das Mães. Havia escrito para a filha duas vezes e telefonado uma vez. Mantinha-se ocupada, mas sentia falta de conversar com Emily. Pensava: "Se pelo menos eu pudesse vê-la, daríamos um jeito." Sentia-se frágil. Que tragédia.

Algumas mulheres se sentem sós mais tarde na vida porque não valorizaram as relações a ponto de cultivá-las. Em lugar disso, priorizaram o trabalho ou as viagens. Esta estratégia pode dar certo enquanto forem jovens, mas pode se tornar mais difícil quando estiverem idosas. Recentemente, visitei Mona, em Santa Mônica. Ela trabalhava de casa, como consultora de marketing. Tinha um jardim repleto de flores, incluindo sua especialidade, orquídeas exóticas. Era uma mulher sofisticada com todos os tipos de recursos, mas era solitária.

Em meio às flores do jardim, Mona me contou que passara a vida ocupada demais para construir amizades. As únicas relações mais longas tinham sido com os clientes. Havia obtido sucesso numa cidade cara, trabalhando dez horas por dia. Agora, gostaria de ter mais amigas.

Às cinco da manhã, diariamente, fazia Pilates, mas nunca havia chamado as colegas para tomar um café. Como ela, estavam todas a caminho do trabalho. Em vez disso, ia para casa, fazia café e ligava o laptop.

Quase toda sua sociabilidade, hoje, advinha da mídia social. Ela postava sobre jardim, moda e decoração de interiores. Toda noite, tomava um gim-tônica e verificava as mensagens. "Isso não basta mais", disse Mona. "Quero abraçar e alguém com quem conversar."

Indaguei sobre potenciais amigas locais. Mona engoliu em seco e olhou para o jardim. "Há uma mulher na minha aula de Pilates que pode ser que eu chame para tomar um café."

Eu lhe disse que esperava que ela fizesse isso. Mona havia descoberto muito tarde que as amizades eram necessárias para a felicidade, mas estava motivada agora e sabia que isso seria possível, se persistisse.

• • •

Como muita gente que teve uma infância traumática, Kestrel tem cicatrizes. Foge de situações de intimidade e facilmente se incompatibiliza com figuras de autoridade ou com qualquer um que tente limitar sua liberdade. Quando se sente pressionada, seus olhos azuis glaciais faíscam e ela se apronta para a batalha.

Há noites que participa de eventos do Orgulho Gay, mas prefere ficar em casa na maioria das vezes. Antes de parar de beber, Kestrel se divertia com uma garrafa de vinho e um bom filme. Mas agora que é abstêmia, mostra-se nervosa e agitada o tempo todo. Não consegue dormir mais do que algumas poucas horas durante a noite.

Transar com Becca ajuda, mas ela quer algo mais do que sexo. Kestrel não gosta de relações complicadas e confusas. Quando Becca quer carinho, ela se mostra fria. A namorada se magoa e elas se afastam por alguns dias, até Becca telefonar e sugerir um encontro. Kestrel concorda, mas só se o relacionamento for fortuito.

Ao longo dos anos, Kestrel tem vivido esse ciclo com muitas parceiras, mas desta vez vem se esforçando mais do que de costume. Becca é envolvente e generosa. Conta piadas engraçadas e histórias comoventes sobre seus alunos. Ela também participa de eventos da Orgulho Gay com Kestrel.

Quando Becca volta para casa, depois de transarem, Kestrel se vê aliviada e decepcionada ao mesmo tempo. Fica confusa em relação às suas emoções. Sente isso porque parou de beber ou porque Becca é diferente?

Os irmãos de Kestrel vivem com suas famílias no sul da Califórnia e ela os encontra ocasionalmente, embora não conte com eles para nada. Ela visita a mãe, que mora a algumas horas de sua casa, mas não compartilha detalhes sobre sua vida emocional ou social. Nenhuma das duas comenta sobre as experiências traumáticas do passado.

Ainda assim, quando Evelyn estava com setenta anos, visitava Seattle frequentemente, onde Kestrel a levava a restaurantes étnicos e a musicais. Evelyn gostava muito disso e era efusiva ao demonstrar seu prazer. Quando bebia champanhe, dava risadinhas, como se fosse uma menina; e quando ela e Kestrel iam ao teatro para assistir aos musicais, voltava para casa cantando. Hoje, Evelyn está na casa dos oitenta anos e muito frágil para viajar, mas as duas conversam ao telefone uma vez por semana. Este é o máximo de demonstração de compromisso que Kestrel consegue cumprir.

Ela não se descreveria como solitária. Entende-se como alguém autossuficiente, que aprecia sua privacidade. Desconhece as alegrias de falar sobre si e de ter confiança.

• • •

Não importam as razões para estarmos sós, sempre é possível encontrar maneiras de construir conexões com outras pessoas. Podemos nos comprometer a sair pelo menos uma vez por dia para conversar com gente que encontramos nas lojas ou no caminho. Podemos bater papo com a mulher que leva o cachorro para passear ou a mãe das crianças no parque. Podemos telefonar para um parente ou para uma velha amiga, ou fazer trabalho voluntário. Uma das melhores estratégias é pensar em alguém que esteja sozinho e então telefonar.

Precisamos de uma pessoa que, de forma consistente, se importe conosco. Ou como diz minha amiga Alberta, "Quero alguém que se importe em saber como foi meu dia". Para muitas de nós, esse companheirismo vem de uma amiga. Sorte nossa se tivermos uma rede de amigas. Mas, se não tivermos, podemos construir esse grupo. Podemos buscar um lugar onde rezar, marcar um café uma vez por semana, convidar a vizinha para jantar, ou nos associarmos a um grupo já existente.

Um grupo de amigas é como uma família estendida, que nos permite o que poderíamos chamar de "rituais de sobrevivência", maneiras de nos conectarmos com outras pessoas e mantermos a cabeça no lugar. Não importa a idade, precisamos nos sentir inseridas num grupo, para que sejamos totalmente humanas. Como diz meu irmão Jake, "Somos todos apenas ratinhos e juntos nos aquecemos".

Os cientistas sociais sabem que amar e sentir-se amada são essenciais. Um estudo publicado no início de 2015, pela Universidade Brigham Young, concluiu que o isolamento e a solidão são tão prejudiciais para a saúde quanto fumar quinze cigarros por dia, ou ser alcoólatra. Em especial, neste estágio da vida, nenhuma de nós pode evitar completamente a solidão. Entretanto, podemos entendê-la como um sinal de necessidade, de cuidado com nós mesmas e de aproximação com outras pessoas.

Temos a opção de aprender a fazer a alquimia da solidão em solitude. Podemos reconfigurar o tempo que passamos sozinhas tornando-o proveitoso e descobrir novas maneiras de nos deleitarmos. Podemos ouvir música, assistir a filmes, ler ou nos engajarmos em objetivos criativos. Podemos fazer uma refeição deliciosa e saudável à noite usando novas receitas. Ou podemos nos envolver em novos projetos como fotografia, montar um livro de recortes ou genealogia.

Usando nossas memórias, podemos visitar gente que não vemos há muito tempo. Quando me sinto triste, penso nas minhas avós e tias, ou nas minhas melhores amigas da escola ou da faculdade. Penso nas viagens com as amigas mais íntimas e nos bons tempos que passamos juntas. Visualizo férias e longas conversas em bons restaurantes. Penso nas muitas vezes que me senti acalentada pelos filhos adultos e netos. Certa noite, quando não conseguia dormir, pensei em todos os garotos que beijei. Foi divertido.

Os livros são ótimos companheiros. Quando leio, compartilho meu dia com Anna Karenina, Madame Bovary ou Jane Eyre. É possível viajar pelo mundo inteiro e viver em todas as épocas e lugares. Jantar como Mary e Percy Shelley, na Itália, ou com Simone de Beauvoir e Gertrude Stein, em Paris.

Grupos de leitura festejam os livros. Os membros gostam da socialização e da oportunidade de discutirem ideias sérias e múltiplos pontos de vista. Ajudam-se mutuamente a encontrar e selecionar as melhores leituras. A maioria das integrantes de grupos de leitura afirma que lê mais por causa da inspiração gerada no grupo.

Muitas encontraram conforto em companhia do seu gato ou cachorro. Nossos animais cuidam de nós e nos permitem cuidar deles. Levar o cachorro para passear nos motiva a sair de casa e conhecer gente. Dormir ao lado de um gato ronronante equivale a três copos de vinho. Observação:

acabo de inventar essa comparação, mas, baseada na minha experiência, deve estar correta.

Nós, mulheres mais velhas provavelmente temos muitas das aptidões de que precisamos para apreciar a vida sozinhas. Nós as construímos no curso de décadas, mas, com os novos desafios, precisaremos ainda de mais aptidões.

Depois da morte do marido, Marta descobriu novas maneiras de se conectar com os filhos. O casal havia aberto uma pequena oficina de conserto de máquinas em Cleveland, há cinquenta anos, quando se casaram. John morreu no ano passado. Depois do funeral, Marta fechou a loja durante uma semana para em seguida reabri-la. Sabia consertar motores e trocar lâminas tanto quanto John. Sentia-se menos sozinha no trabalho do que em casa.

Não havia muito movimento na loja, mas quando as pessoas chegavam, em geral, eram velhos clientes que dispunham de tempo para uma visita mais demorada. Quando não estava atendendo, Marta fuçava os motores e lia o jornal local. Tocava gravações de música country numa *boom box* antiga que John lhe dera de presente de aniversário.

Marta tinha dois filhos: uma filha, que morava em Dallas, e um filho, em Dayton. Hannah tinha trinta anos, era solteira e trabalhava no setor de Recursos Humanos de uma grande loja de departamentos. Earl era mecânico, tinha um filho adolescente, Curtis, e uma esposa, Jodi, que não gostava muito de Marta e a considerava péssima cozinheira e dona de casa. A sogra concordava, mas não entendia por que aquilo seria tão importante. Jodi não sabia trocar um pneu ou consertar uma torneira, e Marta não usava esse argumento contra ela. Dificilmente via os filhos e, no começo, não se importava. Não sentia muita falta; sentia falta de John.

Hannah telefonava todo domingo, à noite. Perguntava por Marta, depois lhe contava seus problemas no trabalho ou com o apartamento. Marta esperava ansiosa essas ligações, que ficavam cada vez mais longas. Uma noite, para sua própria surpresa, Marta se ofereceu para pagar a passagem de Hanna, para vir visitá-la de vez em quando. Hannah aceitou e marcaram a primeira visita desde o funeral de John.

Earl e os filhos às vezes vinham visitá-la aos sábados. Brincavam com fechaduras, ou iam ao boliche e depois comiam numa churrascaria. Curtis ia se formar no ensino médio no ano seguinte. Queria ir para a faculdade, mas, como a família não havia guardado dinheiro para isso, Marta o convidou para morar com ela, caso fosse cursar uma escola em Cleveland. Curtis pareceu grato e prometeu pensar sobre o assunto.

Semanas depois, Marta telefonou para Curtis e perguntou se ele gostaria de trabalhar na loja com ela, durante o recesso da escola. Disse que poderia aproveitar sua companhia e ensinar o que sabia sobre conserto de objetos. Ofereceu como pagamento o equivalente ao que ele ganharia em sua cidade, durante o verão. Curtis disse que sim e que estava pronto para morar numa cidade grande. Quando desligou, Marta saiu dançando.

Algumas mulheres dominam a arte de morar sozinhas. Estelle tem uma empresa bem-sucedida de suprimentos médicos. Aprendeu a profissão com seu primeiro chefe, e aos trinta anos já juntara dinheiro suficiente para começar seu próprio negócio, em North Omaha. Hoje, tem cinco lojas na área metropolitana e é também consultora para jovens empreendedores na comunidade afro-estadunidense.

Estelle mora num condomínio no centro da cidade, com seu cachorro pastor-alemão, Mingus. Trabalha com gente o dia inteiro e gosta de voltar para o silêncio da casa e do pet querido. Não encontra as amigas e, na maioria das noites, prefere a solitude. Nos finais de semana, às vezes sai para jantar ou vai a concertos com as amigas. Aos sábados, encontra a irmã, Melva, que mora no subúrbio de Omaha. As duas são próximas, embora os velhos papéis da família ainda atuem como fonte de conflito. Estelle é a mais velha, que tende a ser conselheira, e Melva, às vezes, assume o papel da criança malcriada que não quer ser controlada. Mesmo assim, trocam mensagens constantemente uma com a outra. Estelle viaja em férias com Melva e suas duas filhas. Contratou uma das sobrinhas para trabalhar na empresa. Queria lhe ensinar as particularidades do negócio e, algum dia, passá-lo para ela.

Aos domingos, Estelle visita o irmão de sessenta anos, Ike, que vive em uma instituição de reabilitação próxima ao centro de Omaha. Quando ele estava com seus quarenta anos, sofreu um acidente e quebrou o pescoço. Desde então, mora em Riverview. Estelle costuma levar-lhe audiolivros e doces. Também leva Mingus, que é muito querido por Ike e pelos outros pacientes. A casa dispõe de um pátio externo para os dias agradáveis.

Quando o tempo está bom, Estelle empurra a cadeira de rodas de Ike para esse espaço e fazem um piquenique. Algumas vezes, os dois assistem a um jogo de futebol na TV ou jogam palavras cruzadas. Estelle conta a Ike seus problemas no trabalho e como o irmão é um bom ouvinte, nas raras vezes em que faz alguma sugestão, Estelle geralmente aprecia.

Estelle não se lamenta de ser solteira e não ter filhos, mas às vezes pensa em como seria bom ter alguém para cozinhar e lhe dar beijos. Em vez disso, leva Mingus para passear, verifica o Facebook, ou lê blogs e revistas de notícias. Não namora mais — são muitas questões desde renda, raça, gênero e política, até preocupações com doenças sexualmente transmissíveis e expectativas sexuais. Na sua idade, ela acha que a maioria dos homens disponíveis não correspondem ao seu nível de exigências. Além do mais, ela tem Ike, Melva, as sobrinhas e alguns bons amigos.

A depender das nossas personalidades e circunstâncias, todas podemos encontrar formas de enfrentar a solidão. Uma de minhas amigas passa os dias estudando quais políticas afetam sua cidade, seu estado. A partir disso, reúne-se com autoridades competentes para compartilhar informação e suas opiniões. Diariamente, almoça na lanchonete da prefeitura, de forma a encontrar membros do legislativo e ser uma pessoa influente. Uma amiga comprou uma casa pelo sistema de tempo compartilhado, em Santa Fé, e convida as amigas para visitarem e conhecerem o local em sua companhia.

Duas vezes por ano, Jean viaja em excursão para aprender mais sobre história. Nos intervalos das viagens, lê sobre o próximo lugar que irá visitar. A viagem mais recente foi ao Vietnã. Às vezes, encontra uma amiga que queira acompanhá-la, mas a essa altura já tem coragem suficiente para ir sozinha e a certeza de que fará amizades na excursão.

Mesmo que tenhamos sido extrovertidas a vida toda, a maioria de nós aprecia a solitude quando vai ficando mais velha. Um dos segredos da felicidade é ter uma porção de atividades de que possamos desfrutar quando estamos sozinhas. Quanto mais pudermos fazer isso, mais apreciaremos a vida. Na ocasião em que utilizamos nossas aptidões para nos nutrirmos e para promover conexões mais profundas com as pessoas que permanecem em nossa vida, a solidão se transforma em solitude. Passemos agora a examinar as aptidões específicas de que precisamos em nossa jornada.

APTIDÕES PARA A JORNADA

8. Compreendendo quem somos

"Uma mulher é como chá — ninguém diz o quanto é forte até colocar em água quente."

Eleanor Roosevelt

"Ninguém irá protegê-la do seu sofrimento. Você não consegue fazê-lo escoar nas suas lágrimas, mandá-lo embora, ou mesmo livrar-se dele com a terapia. Ele está ali e você precisa sobreviver a ele. Precisa resistir. Precisa enfrentá-lo e amá-lo, seguir em frente e ser melhor por causa dele. Ir o mais longe que puder... atravessar a ponte que foi construída pelo seu próprio desejo de cura."

Cheryl Strayed

Há muito tempo, minha sobrinha de dezessete anos telefonou de uma loja de conveniência, em Oklahoma, para me dizer que estava perdida. Isso foi anos antes de termos GPS e ela sequer tinha um mapa. Sabia que não estava na estrada correta e me perguntava como ir para Lincoln a partir do lugar onde estava. Peguei um mapa e perguntei-lhe onde estava. Infelizmente, ela não sabia.

"Que tal perguntar ao balconista o nome da cidade onde você está?", sugeri. "Você não vai conseguir sair daí, se não souber onde está."

Essa é a situação em que nós, mulheres mais velhas, sempre estamos. Nossa vida está em constante mudança, de forma significativa, e saber onde estamos é uma questão muito mais complicada do que simplesmente conhecer nossa localização geográfica. Significa ter profundo conhecimento de nós mesmas e das nossas próprias necessidades em modificar situações. Isso exige atenção àquela voz que vem lá do fundo e que quer cuidar de nós.

Evidentemente, não podemos nos entender totalmente. Somos todas obstruídas pela ignorância, confusão e limitados pontos de vista. Defesas como a negação nos impedem de compreender tudo.

Somos também restringidas pelas maneiras como nos ensinam a pensar, sentir e agir, e pelas definições culturais dos nossos papéis. Na verdade, um sinal de sabedoria é aprender a distinguir a pessoa que fomos educadas para ser daquela que realmente somos.

Podemos conversar com amigas ou terapeutas sobre nossos conflitos. Podemos participar de vários tipos de grupos, como grupos de mulheres que estimulam o autoconhecimento. Podemos viajar ou meditar. Ler livros de psicologia ou, a minha escolha preferida, podemos simplesmente caminhar ou sentar e pensar.

Quanto mais nós compreendemos, mais capacidade teremos para distinguir entre agir por impulso e ouvir a voz que vem do fundo de nós e nos acalenta. "Isto é importante para você." Quanto mais autoconhecimento adquirimos, mais probabilidade haverá de conseguirmos agir de acordo com o nosso eu mais verdadeiro.

Para atingir nosso eu, melhor e maior, precisamos ser capazes de reivindicar nossas próprias vidas. Precisamos decidir sobre o que realmente desejamos e correr atrás. Este tipo de poder para as mulheres é quase sempre difícil de conquistar. Nossa cultura nos educa para sermos responsáveis, acolhedoras e disponíveis para os outros. Precisamos aprender, por nossa própria conta, a cuidar de nós também.

Quando alguém precisava de minha mãe ou de minhas tias, automaticamente, elas diziam: "o dever chama" ou "você manda, não pede". Naturalmente, o dever sempre chamará, mas não precisamos responder automaticamente como faziam as mulheres na família de minha mãe. Antes de saltar para nos dedicar à pessoa que solicita nossos préstimos, podemos nos permitir a liberdade de pensar a respeito de nossas decisões.

Precisamos aprender a proteger nosso tempo e nosso espaço. Administrar o tempo é tarefa difícil. A vida tem a tendência a se tornar complicada e confusa. A simplicidade é tão difícil de ser atingida quanto a clareza na escrita. Uma aptidão muito importante diz respeito a aprender a expressar nosso posicionamento. Aqui estão afirmações sobre o que fazer ou não: "Estou muito ocupada para receber visitas" não configura uma declaração de posicionamento. "Não vou receber mais visitas este ano", sim. Outra poderia ser: "Não atendo o telefone depois do jantar", ou, "reservo os domingos para jantares com a família". Quando fazemos isso pela primeira vez, parece que estamos quebrando um tabu. No entanto, depois, experimentamos o avanço de uma liberdade recém-descoberta.

O poder do "não" é difícil de ser conquistado. Na condição de mulheres, aprendemos a dizer frases como "talvez mais tarde", ou "vou pensar no caso", ou "sim, tudo bem". Na verdade, não fomos treinadas para simplesmente dizer não. A primeira vez que me pediram para fazer algo que eu não queria e que a palavra "não" saltou da minha boca, pensei que um raio fosse me matar. Foi tão estranho dizer a verdade de maneira direta, sem rodeios. Eu ainda suavizo e dou voltas para negar, mas quando uso a palavra "não", sinto uma explosão de poder e satisfação.

O poder do "sim" consiste em afirmarmos nossas próprias necessidades. Trata-se de uma nova aptidão para muitas mulheres, mesmo aos sessenta e cinco anos. Primeiro, precisamos conhecer nossas necessidades e depois sermos categóricas o bastante para dizer quais são elas, mesmo quando isso for inconveniente para os outros. É um desafio dizer "quero isto e vou conseguir". Todavia, se conseguirmos aprender, poderemos fazer escolhas conscientes nos limites do nosso tempo.

Podemos nos conceder o poder de sair de qualquer ambiente em que não queiramos ficar. Quando olho para minha vida em retrospectiva, me lembro das inúmeras vezes que me senti maltratada. Uma supervisora gritava comigo, uma amiga chamava minha atenção injustamente, ou eu era "orientada" de um jeito que me deixava profundamente envergonhada e constrangida. Em todos esses casos, gostaria de ter tido a força de simplesmente sair daquele lugar. Desde que descobri este novo poder, não permaneço em nenhuma situação em que eu me sinta desprezada, ignorada ou desrespeitada. Raramente saio do lugar, mas saber que tenho a opção me deixa mais segura.

• • •

Embora as ruivas sejam estereotipadas como geniosas, Emma tem uma longa história de complacência com a família, em particular com a filha, Alice. Criada numa família tradicional, na zona rural do Colorado, Emma aprendeu a ser "uma boa menina" e a se responsabilizar pelas emoções de todos à sua volta. Essa educação causou-lhe muitos problemas. Ao se empenhar para que todos estejam felizes, ela sai perdendo. Após um dia de atenção dedicada aos outros, Emma às vezes se sente amargurada por não ser mais reconhecida e valorizada.

Seu marido pé no chão, Chris, foi criado numa fazenda em Wyoming. Emma cuida dele e, em contrapartida, ele reorienta a falta de direção da mulher. Em linhas gerais, isto é bom para ela, mas às vezes, a praticidade e a consistência de Chris a irritam. O marido fica frustrado devido àquilo que ele chama de natureza distraída de Emma. Quando o saldo da conta bancária do casal está baixo e Emma dá dinheiro a Alice, ele explode.

As duas ficam tensas uma com a outra. Em algumas coisas, são muito parecidas e, em outras, diametralmente opostas. Alice é perdulária e egoísta. Emma admira sua coragem e capacidade de cuidar de si, mas também vê a filha como ingrata e imprudente. Não tem ideia de como fazer para negociar com Alice ou como lhe exigir respeito.

O maior conflito de Emma é se escutar e agir sobre o que ela realmente precisa e quer. Foi educada para acreditar que boas mulheres só podem ser felizes quando os outros estão felizes, e para monitorar o ambiente, assumindo a responsabilidade emocional por todos os sentimentos ali reinantes. Ninguém nunca a ensinou a cuidar de si.

Além da falta de um ponto de apoio, Emma carrega todos os sofrimentos da maioria das mulheres neste estágio da vida. As amigas começam a adoecer ou a se mudar para o clima quente do Arizona. Seus pais morreram e ela sente imensa saudade da mãe. Desespera-se com a política e se preocupa com o futuro do planeta. Quer um lugar saudável e em paz para os netos e os filhos de todos. Range os dentes à noite.

Todas as manhãs, quando Emma faz suas orações, pede as dádivas da gratidão e da presença. No entanto, assim como para a maioria de nós, na prática, isso se torna muito mais difícil. Acontece tanta coisa que a impede de estar presente que ela se torna irritada e distraída.

Suas previsões otimistas e infindáveis altas expectativas são quase sempre frustradas pela realidade. Mais de uma vez, ela esperou ansiosamente por um feriado em família que acabou em lágrimas, quando o último parente se despediu. Ou, quando ela contava em sair com Alice e se decepcionou diante do cancelamento do encontro, da impaciência ou mesmo da atitude hostil da filha durante o passeio.

Uma noite, depois de preencher um cheque para o pagamento do aluguel de Alice e de fazer o jantar, Emma teve uma crise de choro enquanto lavava os pratos. A filha sequer lhe agradecera. E, como se não bastasse, abraçou Chris ao se despedir e ignorou a mãe.

Chris parou de enxugar os pratos e, batendo de leve nas costas de Emma, disse: "Espero que o cheque não seja devolvido."

Emma soluçou durante uma hora, tomada por autopiedade, culpa e amargura. Sabia que não podia agradar a todos e entendeu como esse desejo era inútil.

Encontrou uma terapeuta da sua idade que escutava com atenção os conflitos de Emma com a família. Laurel fez perguntas e, em seguida, observou: "Estou notando que sua respiração é fraca. Deixe-me ajudá-la."

Laurel ensinou a ela alguns exercícios de respiração profunda e de centralização. Recomendou que Emma participasse de aulas de ioga e que fizesse massagem corporal mensalmente. Estimulou o foco na respiração, no corpo e no coração.

Até a primeira massagem, Emma não fazia ideia de como estava tensa. Depois, ficou inteiramente dolorida e quase saiu pulando para chegar ao carro. Com o tempo, a aula de ioga e a massagem, Emma adquiriu maior familiaridade com seu corpo.

Laurel ensinou-lhe técnicas de concentração mental. Começavam e concluíam as sessões com meditação e, às vezes, as interrompiam para um minuto de meditação. Emma aprendeu a olhar para dentro de si e a explorar sua paisagem interior. Percebeu como era teimosa e orientada pela culpa. Laurel a ajudou a examinar todo o passado sem julgamentos. Aos poucos, Emma tornou-se mais capaz de ouvir sua voz interior.

Quando concluiu a terapia, conseguia atentar para aquela hesitação interior que às vezes sentia quando as pessoas lhe pediam mais um favor. Devagar, está aprendendo que, quando está cansada e relutante em fazer alguma coisa, é hora de dizer não. Muitas vezes diz: "Vou pensar e voltamos a nos falar." Isto lhe dá mais espaço para considerar suas próprias necessidades.

Há semanas em que Emma está mais centrada, focada e firme, mas depois sucumbe durante um tempo. Preocupa-se tanto com o outro que não consegue se lembrar de respirar fundo ou de dar uma pausa antes de responder às solicitações. Mesmo assim, progrediu no conhecimento de suas limitações e em prestar atenção ao seu corpo, coração e mente.

• • •

À medida que envelhecemos, nossa capacidade de autoconhecimento e autoproteção se torna ainda mais importante. Se não nos concentrarmos na recusa, a tendência é sentirmos angústia regularmente. Emoções nos oferecem a informação que queremos receber com gratidão e carinhosa atenção.

A dor é uma reação natural e saudável ao sofrimento, necessário à sobrevivência. Quando cortamos o dedo, sangra. É o que se imagina. Quando desbloqueamos emoções represadas, possibilitamos que uma corrente fresca de vitalidade flua em nós. Seja por estarmos enlutadas com a perda de alguém querido, ou magoadas com algum fato corriqueiro, queremos vivenciar nossas emoções no coração, na mente e no corpo. A escuridão vivenciada honesta e abertamente torna-se menos devastadora. Nenhuma de nós faz isso perfeitamente ou o tempo todo. O que conta é o esforço que fazemos para nos conhecermos.

Conheci Meredith num voo longo na Costa Leste. Ela era da Georgia e falava com sotaque sulista. Era uma mulher atraente que, aos sessenta anos, ainda tinha a pele lisa e pintada de sardas. Quando eu lhe disse que era psicóloga e escritora, quis falar sobre seu divórcio.

Pedi-lhe permissão para entrevistá-la e peguei caneta e papel. Na primeira oportunidade que teve, pediu um uísque com gelo. Talvez por causa da bebida e da sua paixão pelo assunto, falava alto e animadamente. Fiquei inquieta diante da possibilidade de outros passageiros estarem ouvindo sua história, mas ela não parecia se preocupar.

Há quinze anos, Meredith havia se divorciado, mas falava como se o fato tivesse acontecido ontem. Quando jovem, era uma ingênua estudante de enfermagem. Nessa época, conheceu Doug numa festa. Ele era um tranquilo estudante de engenharia, que, segundo ela, "gostava da minha desenvoltura social, e eu, da solidez dele". Em seguida, bufou e disse: "Que se transformou em rigidez e teimosia."

Quando Meredith pediu o segundo drinque, explicou-me que Doug não era uma pessoa extrovertida, e ela esperava ser capaz de ensiná-lo a externar seus sentimentos. "A gente sempre acha que vai conseguir modificá-los, não é?", disse, sacudindo a cabeça.

Casaram-se em 1975. Meredith tinha algumas reservas antes do casamento, mas ignorou-as. "As únicas coisas que tínhamos em comum eram o time do St. Louis Cardinals e os Rolling Stones."

Desde o início, o casamento foi tenso. "Carrego minhas emoções a menos de meio centímetro abaixo da pele", explicou. "Doug não suportava o que chamava de minha 'extroversão'. Eu não conseguia descobrir sua linguagem de amor e acho que ele nem sequer procurou descobrir a minha."

Doug insistia que os dois trabalhassem e poupassem os salários. Depois que as filhas nasceram, estimulou Meredith a voltar ao trabalho logo que possível. Viajava a trabalho para uma empresa de petróleo e, quando ficava em casa, nunca estava disposto a gastar dinheiro indo ao cinema ou saindo em férias com a família.

Certo ano, Doug não conseguiu vir para o aniversário de Meredith. Semanas depois, confessou que estava tendo um caso e ela desabou. Chorou durante três dias. Gravou seus soluços e mandou a gravação para Doug, num e-mail que ele não respondeu.

Meredith era tomada de arrependimentos e raiva, e não conseguia deixar de se sentir idiota. Finalmente, entrou com o pedido de divórcio. "Foi um processo longo e amargo, e a amargura não terminou", disse suspirando.

Doug casou-se com uma mulher do Texas, e Meredith continuou em Atlanta, trabalhando como enfermeira e cuidando das filhas. Doug praticamente não fazia qualquer esforço para ver as meninas e elas não sentiam falta do pai.

Depois que a mais nova saiu de casa para estudar na universidade, Meredith comprou roupas sexy e tatuou o que chamou de "carimbo de vadia" na parte inferior das costas. Havia décadas que não namorava, mas mergulhou em sites de namoro. Encantou-se por um homem, dormiu com ele e se machucou com a rejeição duas semanas mais tarde. Outros eram tão adoráveis que a pediram em casamento depois de um ou dois encontros. Um terminou se revelando um *stalker* e foi preciso chamar a polícia para que ele fosse impedido de prossegui-la. Agora, ela estava decidida a esquecer os namoros.

Quando o comandante anunciou que estávamos a vinte minutos do aeroporto, agradeci a ela por ter conversado com tanta sinceridade. Sugeri, com cuidado, que talvez uma terapeuta pudesse ser útil. "Penso que você está dando muito poder ao seu ex-marido com relação à sua vida atual", eu disse.

Meredith sacudiu a cabeça como se estivesse saindo de um transe. Ajeitou o rosto para recuperar a aparência que tinha, no início do voo, quando me sentei ao seu lado. Era o semblante de uma mulher tranquila e confiante. Mas eu bem sabia que não era bem assim.

Quantas de nós aprendemos a ajeitar o rosto dessa forma? Quantas de nós exibimos expressões diferentes daquilo que sentimos? Quantas de nós carregamos fardos pesados de raiva e arrependimento?

Meredith buscava se entender, por meio de uma conversa abastecida de álcool, com uma estranha. Respeito o fato de que estivesse tentando. Todos os nossos esforços são louváveis. Não podemos fazer escolhas, enfrentar os desafios, ou construir dias agradáveis sem alguma consciência daquilo que estamos vivenciando. Só assim é possível descobrir para onde vamos e como nos movimentamos em direção ao nosso destino.

Um dos maiores desafios pode ser aprender a lidar com a raiva que acumulamos durante a vida. Vivemos numa cultura profundamente patriarcal em que somos estimuladas a engolir nossa raiva e sorrir para a vida. Quando somos assediadas por homens, ou quando nos vemos apaziguando um indivíduo que está nos criticando, armazenamos nossa raiva no corpo. Entretanto, para as mulheres da nossa geração, a raiva é uma emoção muito difícil de ser vivida. Não é própria de uma "lady".

Muitas vezes, o sentimento se internaliza na forma de depressão, ou de comportamentos autodestrutivos que nos envolvem feito uma nuvem espessa de humilhação. A raiva represada ao longo do tempo torna-se ressentimento e o ressentimento é como um veneno que se toma para esperar a morte do outro. Ou, como escreveu Jean Améry, o ressentimento "prega todos nós na cruz [de nós mesmas] de um passado arruinado".

Muitas de nós achamos a raiva uma experiência profundamente infeliz e fazemos o possível para seguir adiante. Embora pareça contraintuitivo, a maneira mais saudável de seguir em frente é nos permitir vivenciar a raiva inteiramente. Esse sentimento diz respeito a proteger alguma coisa vulnerável dentro ou fora de nós. Em vez de falar "estou com raiva", pode ser melhor dizer "a raiva está aqui". Isto pode nos permitir desenvolver curiosidade em relação ao sentimento, em vez de nos perdermos nele.

Vivenciar a raiva é uma coisa. Saber como expressá-la é outra. Muitas vezes, nos vemos alternando entre a raiva e o silêncio sepulcral, não sendo saudável nenhuma das duas alternativas. Cada uma de nós deve aprender, por meio de tentativa e erro, como verbalizar sua raiva. A resposta à pergunta sobre como expressar nossa raiva é: "depende". Depende de com quem estamos, da situação, do quão fora de controle nos sentimos e qual o provável resultado da nossa expressão da raiva. Uma boa pergunta a fazer é: "Haveria maneiras de verbalizar minha raiva, de forma a me beneficiar ou favorecer qualquer outra pessoa?"

Não raro, o que funciona melhor é esperar até que tenhamos lidado com a raiva internamente e ponderar o melhor modo de abordá-la. Mas, às vezes, parece tão correto dizer "isto me deixa furiosa".

Quase sempre, procedimentos corpóreos de liberação da raiva ajudam. Caso contrário, toda a comoção e energia podem ficar retidas no corpo e nos deixar agitadas. Há muitas maneira de se fazer isso. Socar um travesseiro, jogar cubos de gelo sobre nós no banho, lançar objetos no chão e encontrar alguma coisa para chutar, até ficarmos exaustas. Quando fisicamente liberamos nossa raiva, vivenciamos uma depuração, uma catarse. Nós nos sentimos mais calmas e conseguimos pensar racionalmente sobre a resposta adequada para quem nos irritou.

Muitas mulheres na nossa idade sentem raiva, mas aprendemos a trabalhar nossas emoções negativas e lidamos com nossas relações com mais habilidade. Aceitamos os outros e a nós mesmas e navegamos melhor nos constantes desafios da vida. Podemos até mesmo manter nossos barcos singrando tranquilos. Entretanto, se ainda não aprendemos a lidar com emoções intensas, chegou a hora de aprender e rápido. Como bem sabem os budistas, a vida é sofrimento. Não podemos ignorar esse fato, mas podemos nos fortalecer para os tempos que virão.

Com autoconhecimento, nossa própria vitalidade natural e nossas muitas competências de vida, podemos manter o gosto pela teimosia diante da vida, independentemente das circunstâncias. Sentiremos gratidão e alegria quando aceitarmos a vida como ela é. Quando aprendermos a fazer isso, poderemos nos considerar "experientes" ou "evoluídas" e nos transformar num vinho de safra especial.

Não nos sentiremos responsáveis por consertar tudo. Não teremos tantas opiniões sobre como outras pessoas devem viver suas vidas. Em vez disso, expandiremos nossa imaginação moral aceitando outros pontos de vista.

Seremos menos pressionadas pelas regras e papéis culturais. Descobriremos talentos que desconhecíamos e encontraremos dentro de nós reservas inexploradas de coragem e alegria. Nós nos descobriremos maiores do que imaginávamos ser.

9. Fazendo escolhas conscientes

"Não expressamos nossa filosofia por meio de palavras, mas das escolhas que fazemos... E essas escolhas são, em última instância, responsabilidade nossa."

Eleanor Roosevelt

"Nada é inevitável. Os atos do passado atuam a cada instante e a cada instante atua a liberdade."

Cheryl Strayed

Marlene cresceu numa família pobre, tendo um pai que passava muito tempo no bar e conseguia ficar tão bêbado que era expulso até mesmo do casamento dos filhos. A mãe era uma mulher forte, que sustentava o marido vagabundo e sete filhos, trabalhando na lanchonete da escola. Tinha uma disposição solar e não tolerava queixas. Quando os filhos reclamavam ou desanimavam, ela dizia: "levantem o ânimo, esquilos".

Marlene é uma mulher grande, que usa saias coloridas, blusas rendadas e brincos grandes. Alega que nunca perdeu um concurso de palavrões. Dá apelidos aos colegas e consegue fazer quase todo mundo rir. É inteligente e ativa, como a mãe, e também enfrentou uma vida de pobreza. Devido à epilepsia, nunca conseguiu dirigir ou trabalhar em lugares onde as convulsões pudessem causar problemas. Queria trabalhar com crianças ou num hospital como cuidadora, mas, como dizia, "esses trabalhos não estão disponíveis para mim".

Marlene casou-se e saiu de casa cedo. Não se lembra de um só dia em que não estivesse trabalhando. Agora, tem um emprego num centro de distribuição de alimentos e vive numa casa subsidiada pelo governo. Quando chega ao final do dia, tem autorização para pegar mantimentos para ela e o namorado. Tem dois filhos crescidos: um que é militar e uma filha que mora em outro estado.

Marlene divorciou-se do pai dos filhos há muito tempo e jurou que não queria mais se envolver com homens, até conhecer Danny. Ela se refere a ele como "meu amor" e eles passam muito tempo juntos. Seu programa de TV favorito é *Criminal Minds*. Gostam de pedir frango frito toda sexta-feira e jogar baralho, bingo e dominó em casa. Marlene me contou que, quando conheceu Danny, ambos sabiam o que era importante. Não perdiam tempo com discussões e queixas. Extraíam o melhor da vida.

"Concluí muito cedo que as coisas seriam difíceis e que o melhor seria encontrar um jeito de desfrutar a vida", disse Marlene. Essa decisão definiu sua história. A eterna pobreza e a epilepsia podiam ter sido terríveis, mas ela se recusava a deixar que isso acontecesse. "Sempre escolho o amor e a alegria", disse-me.

A atitude é o trunfo da circunstância. Toda mulher determina sua própria história, mas não necessariamente as condições que escolhe. Todas nós cumprimos agendas que não marcamos. Mesmo assim, temos a liberdade de escolher como respondemos aos acontecimentos internos e externos. A sorte não é uma condição necessária, nem suficiente para a felicidade. A atitude, sim.

A felicidade é uma escolha e um conjunto de competências. Todas nós vivemos delimitadas pelas fronteiras do mundo tal como ele é, mas temos a liberdade de concebê-lo de maneira a permitir que sejamos positivas e gratas. Uma vez feita a escolha existencial de sermos felizes, podemos desenvolver um repertório de atributos para alcançar nossos objetivos. Nunca é tarde para nos tornarmos felizes. Desilusão e felicidade são, ambas, profecias que cumprimos. Nós nos tornamos a pessoa que acreditamos ser.

Em pesquisa recente, a psicóloga Sonja Lyubomirsky concluiu que 50% de nossa felicidade pode estar relacionada à nossa genética. O resto é determinado pela combinação de circunstâncias, atitude e ações. De acordo com Lyubomirsky, podemos interferir em nossa própria felicidade, concebendo nossas situações de forma positiva, com gratidão e generosidade. Não temos controle total sobre nada, mas temos escolhas. Na verdade, a pesquisa sobre influências não genéticas revela que a maneira como pensamos sobre o envelhecimento pode, de fato, impactar também nosso DNA, bem como muitos outros aspectos dos nossos últimos anos.

Algumas mulheres podem se abalar com uma cutícula inflamada, enquanto outras podem ser atingidas por um caminhão e continuam sorrindo. A diferença diz respeito à atitude e à capacidade de resistir. Podemos aprender a nos definir pela coragem e pela competência em fazer com que isto aconteça.

Nós mesmas podemos escolher nosso caminhar. Podemos enfrentar a realidade, reconhecer e examinar nossa dor, como também nos dizer "vai dar tudo certo", "vou aguentar", ou "Roma não foi construída em um dia". Podemos examinar nossas bênçãos, encontrar a luz no final do túnel e buscar o lado iluminado da Lua. Na nossa idade, muitas de nós sabemos como fazer isso, pelo menos algumas vezes.

Recentemente, ouvi uma boa mensagem que serve para nos acalmar. A família de minha filha, Sara, e um amigo deles vieram jantar conosco quando o cachorro de Sara fugiu. Todo mundo saiu para procurar Bix. Somente meu neto Coltrane, o visitante e eu ficamos esperando do lado de fora da casa. Passados alguns minutos, Coltrane disse com certo pânico na voz: "E se Bix tiver morrido?". Respondi: "Bix está bem e vai voltar logo. O pior que pode acontecer é ele não voltar antes do jantar. Ficaríamos muito estressados durante a refeição." O amigo de Sara simplesmente falou: "Ainda não está na hora de nos preocuparmos." Todos ficaram calmos e, como esperado, Bix entrou correndo no jardim cinco minutos depois. Desde então, em diversas ocasiões, tenho usado a frase. "Ainda não está na hora de nos preocuparmos."

Há muitas maneiras de olharmos as coisas em perspectiva. Podemos atuar voluntariamente num abrigo para pessoas sem-teto ou numa unidade de cuidados paliativos. Podemos usar frases úteis como, "poderia ser pior", ou "amanhã será outro dia", ou "todo mundo erra".

Natalie tem clareza sobre sua competência de olhar em perspectiva, pois luta contra o lúpus, doença autoimune que resulta em anemia e muitos outros problemas. Já se submeteu a transfusões, já teve inflamação celular e lesões devido a quedas ou mesmo ao escovar os dentes. Mas ela me disse: "não vou deixar o lúpus tomar conta de mim".

A doença a impede de comparecer a muitos eventos, mas, quando é possível, Natalie faz de cada um deles uma festa. Ela coleciona cadernos de recortes, formas de bolo e faz festas quando resolve arrumar a garagem. Se eu perguntar a Natalie: "Temos tempo para caminhar, tomar um café ou ver fotos no celular?", a resposta será sempre: "Mas é claro! Sempre tenho tempo para essas coisas."

• • •

Vestida numa elegante roupa de trabalho, o cabelo ruivo arrumado numa trança, Willow acompanhou Saul para um check-up. O médico verificou os últimos exames do paciente e o examinou com cuidado. Em seguida, bateu no ombro de Saul e lhes disse que a doença de Parkinson estava progredindo de forma agressiva. Antecipou que ele precisaria, em breve, de uma cadeira de rodas e teria mais dificuldade em falar e engolir.

As palavras do médico entristeceram Willow e ela mal conseguiu dormir. Imaginava o sofrimento que Saul enfrentaria no futuro e se inquietava com sua própria capacidade de suportar aquilo. Mas, na manhã seguinte, ela acordou pronta para se organizar. Telefonou para o escritório e disse que não iria trabalhar durante toda a semana. Depois, fez uma lista de tudo que precisaria ser mudado no apartamento, para que Saul pudesse se movimentar sem se machucar.

Contratou marceneiros e encanadores para instalarem um chuveiro novo, de forma a possibilitar que Saul o manuseasse com mais segurança. Preparou uma lista de compras de todas as comidas que seriam fáceis para Saul comer. Convidou seis de suas melhores amigas para jantar, naquela noite de sábado, e disse ao marido: "Melhor contar para elas de uma vez e resolver a questão."

Nas semanas seguintes, Willow repensou suas prioridades. Planejou continuar trabalhando, reduzindo o número de horas no escritório. Um dia, Saul não conseguiu se levantar da cama sozinho, pela manhã. Ela o auxiliou e o levou ao banheiro. Em seguida, fez o café para os dois. Enquanto enchia as xícaras, enxugava as lágrimas. Tinha sido um grande privilégio ajudar os necessitados.

Willow telefonou para o escritório e informou que iria ao trabalho nos próximos dois dias, para concluir tarefas e se despedir. Sua assistente ficou menos surpresa com a notícia do que a própria Willow. "Sentiremos saudade, mas você está tomando a decisão correta. Concluí que estava na hora quando vi Saul a última vez", disse ela.

Quando deu a notícia ao marido, ele sacudiu a cabeça em sinal negativo, e começou a chorar. Ela o abraçou e disse: "daqui em diante, quero ficar com você".

Com o passar dos meses, Willow sentia curiosidade em saber sobre o andamento da agência. Uma vez por semana, almoçava com a nova diretora e conversava sobre as muitas questões que aparecem numa entidade sem fins lucrativos. Às vezes, ia visitar os funcionários e pacientes. Levava um lanche para ela, Ruby e Myron. Sentia falta do trabalho, mas não se arrependia da decisão que tomara.

Willow exerce agora as novas funções de cuidadora de Saul, enfermeira e organizadora. Cortava a comida para ele e o auxiliava no banheiro. Administrava os medicamentos, ajudava-o no banho e a se vestir. Escolhia filmes para os dois verem em casa e convidava amigos para os visitarem, alternadamente.

O aspecto mais estressante da doença de Saul para Willow era tomar decisões. Sentia-se uma interventora, que queria implementar tudo que ajudasse Saul. Tendia a resistir a tratamentos ou quaisquer atividades que demandassem energia. Por fim, Saul decretou que caberia a *ele* tomar as decisões sobre sua própria saúde.

No início, Willow mal conseguia permanecer calada. Ficava tensa durante as consultas médicas, pois podiam significar potencial de conflito. Mas, com o passar do tempo, ressignificou seu papel de enfermeira em estimuladora. Resolveu que a coisa mais importante para ela era manter forte e amoroso o relacionamento do casal. Disse a Saul: "Seja qual for a decisão que você tomar com relação à sua saúde, estarei ao seu lado, apoiando."

Quando pensava no futuro, Willow ficava amedrontada, mas, na maioria das vezes, passou a adotar a modalidade de viver um dia de cada vez, na resolução dos problemas. Procurava fazer de cada dia um bom dia. Não queria entrar em guerra com a realidade. Ao contrário, queria enfrentá-la, criar laços e aprender com ela.

As escolhas de Willow transformaram-na. Adentrou o período mais intensamente espiritual de sua vida. Ficou menos fixada na realização de tarefas e mais inclinada a rir. Descobriu que gostava de si e de outras pessoas mais do que nunca. Mesmo lamentando a saúde debilitada de Saul, sentia-se alerta e grata. Era uma felicidade ouvir Rachmaninoff, ou apreciar o pôr do sol sobre o parque. Pela primeira vez na vida, Willow sentia-se plenamente viva.

• • •

Liberdade é a capacidade de fazer escolhas conscientes de acordo com nossos valores mais profundos. É o oposto de reatividade, que poderíamos definir como agir por capricho, impulso e emoção a cada experiência que vivenciamos. A reatividade nos leva a fazer escolhas autodestrutivas. A liberdade exige consciência e a capacidade de escolher onde queremos concentrar nossa atenção e conceber as circunstâncias em que nos encontramos.

Todas nos sentimos desesperançadas, em algum momento. Os acontecimentos têm o poder de nos derrubar. Mesmo conscientes, não podemos esperar que nossa resposta a tudo seja sempre transcendental. Todas ficamos cansadas de tentar. Ou, como disse uma amiga: "Estou tão cansada dessa merda de experiências de crescimento."

No entanto, podemos seguir em direção à aceitação e resiliência. E nossas tragédias podem nos ensinar a acreditar e nos conectar com os outros.

Este foi o caso de Kestrel, no início de maio, quando sua mãe ligou para ela no trabalho. Com a voz trêmula, Evelyn disse: "Estou com câncer de nível III, no pulmão. Por favor, venha para casa. Quero que vá comigo ao médico, amanhã."

Quinze minutos depois, Kestrel estava dirigindo do centro de Seattle para sua cidade natal, com os olhos azuis glaciais concentrados na estrada. Durante a consulta, Kestrel tomava nota, enquanto ela e a mãe escutavam o relatório do médico, que recomendava cirurgia, seguida de terapia radioativa. Quando ele concluiu, olhou profundamente nos olhos de Evelyn e disse delicadamente: "Sinto muito."

Por alguns minutos, Kestrel e a mãe ficaram de mãos dadas, sem dizer nada. O médico ficou em silêncio também. Por fim, Kestrel disse: "Precisamos conversar antes de tomar decisões."

Quando chegaram em casa, Kestrel fez um chá de hortelã para a mãe, e elas se sentaram no jardim, observando longas sombras de nuvens deslizarem sobre a grama. Depois do jantar, Evelyn foi para a cama cedo e Kestrel se permitiu o luxo de um passeio de bicicleta na sua velha Schwinn. Pedalou pela cidade, olhando a paisagem da infância. Tudo parecia menor e mais sujo.

Quando passou em frente à escola, onde ela e os irmãos eram caçoados, Kestrel sentiu uma onda de raiva. Quando viu a mercearia, em que a família sempre devia dinheiro, sentiu vergonha. Tantas de suas memórias dessa cidade eram infelizes. Pensou: "Não surpreende que a vida toda eu tenha sentido raiva."

Mas, enquanto pedalava, teve outro pensamento: "Mas quem essa minha raiva tem castigado?"

Na manhã seguinte, Kestrel fez uma pesquisa médica pela internet. Quando no almoço comeram rolinhos de feijão e canela, Kestrel lembrou à mãe que as escolhas eram dela e não do médico, esse poder era da paciente. Evelyn aconselhou que Kestrel tivesse calma com o médico. "Preciso acreditar que ele pode me ajudar."

Kestrel olhou para a mãe amedrontada e disse: "Está bem, mãe. Confio nele, mas é você que dá as cartas."

Evelyn decidiu marcar a cirurgia que o médico havia recomendado. Enquanto ligava para a enfermeira, Kestrel abraçou a mãe. Assim ficou durante todo o telefonema. Kestrel não tinha certeza de quem confortava quem.

No dia seguinte, a filha pediu licença do trabalho na empresa de tecnologia e ligou para Becca, para explicar que ficaria fora durante todo o verão. Becca foi tão solidária e generosa, que Kestrel concluiu que sentiria sua falta. Esse pensamento a deixou nervosa. Não gostava de se sentir **vulnerável**.

Nos dias que antecederam a cirurgia, Kestrel comprou comida, foi à lavanderia e plantou flores no jardim da mãe. Passaram uma manhã olhando fotos num velho álbum de família, mas isso não as deixou felizes. Assim, foram fazer palavras cruzadas e ouvir os discos de Evelyn dos anos 1950, na sua maioria, musicais e grandes orquestras. À noite, Kestrel lutou contra o desejo de invadir o pequeno armário de bebidas da mãe. Não sabia como lidar com tanta dor.

Na noite seguinte à cirurgia de Evelyn, quando estava em casa sozinha, Kestrel ficou tentada a beber a vodca da mãe. Em vez disso, ligou para Becca, que a incentivou a falar de suas emoções. A princípio, a sugestão de Becca irritou Kestrel, mas logo ela se viu desabafando com a amiga. Disse que estava com raiva por Deus colocar em tratamento de câncer uma criatura tão doce e boa. Odiava o fato de que a maior parte da vida de sua mãe tinha sido miserável. A intensidade de Kestrel não intimidou Becca, que simplesmente escutava. Quando desligou, sentiu-se angustiada por ter-se exposto tanto, mas também aliviada por ter falado com alguém sobre sua dor. Ficou surpresa em constatar como tinha sido simples falar.

Evelyn voltou para casa cansada e dolorida. Tinha analgésicos, mas tomou apenas um deles, antes do anti-inflamatório. Passou vários dias cochilando sob o sol ou fazendo palavras cruzadas no jardim. Kestrel atendia os telefonemas dos irmãos, do farmacêutico e do consultório do médico. Ajudava a mãe no banho e a se movimentar de um cômodo a outro.

Ligava para Becca todas as noites, buscando apoio. Às vezes, conversavam sobre o câncer da mãe, mas outras vezes Becca lhe dava as notícias do seu grupo de ativistas e dos dias no trabalho. Para Kestrel, Becca tinha a incrível capacidade de fazer com que um dia comum parecesse divertido e interessante.

Depois de muita discussão, Evelyn fez a primeira sessão de radioterapia. Teve diarreia, vomitou e sentiu-se muito fraca. Quando ficou melhor, decidiu que não voltaria para a segunda sessão. Não tinha medo de morrer e não queria mais sofrer.

Numa tarde, quando Kestrel lhe trouxe um buquê do jardim, Evelyn lhe disse que havia gostado muito daquele verão maravilhoso. "Meus momentos favoritos sempre foram com você. Este verão com câncer não foi exceção."

Kestrel engoliu em seco e com os olhos azuis glaciais doces e generosos disse: "Te amo, mãe."

• • •

Podemos ser conscientes em uma centena de maneiras. Engajando-nos numa relação de confiança ou num projeto voluntário. Podemos decidir com quem passar o tempo, quando nos aposentar, onde morar e como gastar nossos valiosos recursos, sendo o tempo o mais valioso deles. Em última instância, todas as nossas decisões mais importantes dizem respeito ao tempo. O que faremos com nossas manhãs, tardes, noites, dias e semanas?

Quando temos vinte, trinta e quarenta anos, os filhos e/ou o trabalho podem nos pressionar com relação aos horários. Durante essas décadas, o bebê precisa ir ao médico, a criança precisa de ajuda nos deveres da escola. As mães de crianças em fase escolar preparam lanches, verificam se os dentes estão escovados e participam de reuniões de pais e mestres, além das atividades extracurriculares. Vamos às compras, à lavanderia, cozinhamos e contamos histórias para eles na cama. A vida nos consome e nos deixa consumidas.

Enquanto envelhecemos, muitas de nós temos a oportunidade de refletir e tomar decisões sobre o uso do tempo. Podemos aprender a remar, malhar e cozinhar, ou podemos ensinar os refugiados a falar nossa língua. Podemos examinar nossa rotina e nossos hábitos e decidir se são agradáveis ou simplesmente habituais. Podemos escalonar prioridades e separar o essencial daquilo que não é importante. Podemos nos perguntar: "estou gastando meu tempo de acordo com meus valores?" ou "quando faço um retrospecto da minha vida, gosto da forma como distribuí meu tempo?"

Cada um de nós tem a liberdade de decidir sobre o que é essencial. Um recente estudo concluiu que os aposentados passam em média cinquenta horas por semana vendo televisão. As mulheres que fazem isso estão perdendo a oportunidade de estar com outras pessoas e de desenvolver seus muitos talentos.

Podemos ser conscientes no nosso uso do dinheiro ou de outro tipo de riqueza. Minha definição de riqueza se modificou ao longo dos anos, passando do número de noites que durmo fora por ano para o número de dias que passo com meus netos por mês. Outra decisão diz respeito ao número de pessoas com quem mantenho relações amorosas. Nossa cultura nos ensina a acreditar que a segurança advém do dinheiro, mas na realidade, neste estágio da vida, o que nos salva é o amor. Podemos listar nossas próprias definições de riqueza. Quando o fazemos, fica claro que estamos tentando acumular.

Naturalmente, algumas mulheres associam riqueza ao saldo na conta bancária. Evidentemente, a segurança financeira tem papel importante numa vida segura e confortável. Todavia, mulheres que têm dinheiro podem se sentir pobres, pois são incapazes de definir a palavra "suficiente" e se deixam assustar pela escassez.

É importante distinguir desejos de necessidades. Quando nossas necessidades são supridas, temos o bastante. Dependendo de nossas finanças, temos escolhas com relação aos desejos. Nos Estados Unidos, devido ao nosso sistema de assistência à saúde caro e imprevisível, não temos certeza se teremos o suficiente para uma emergência, mas, de certa forma, ter segurança financeira significa poder dizer "não vou mais me preocupar com isso".

Um aspecto do sentir-se rica é apreciar o que se tem. Hoje, o dia está frio e neva. Olho para fora e aprecio a beleza dos leves flocos de neve. Durmo sob os edredons de minha avó e minhas tias. Não os guardo num armário. Esses edredons me ajudam a adormecer; sinto-me envolvida por minhas antepassadas.

Samantha e o marido, Tony, tinham uma pequena loja de materiais de arte. Ela talvez seja a mulher mais consciente que conheço. Numa manhã ensolarada, conversamos sobre escolhas de vida. Samantha e Tony tiveram experiências muito além da cota normal de desafios. Os pais de Tony e todos os seus irmãos morreram jovens devido a problemas cardíacos. Quando estava na casa dos sessenta, Tony sofreu um infarto enquanto retirava a neve da entrada da garagem da casa.

Quando ainda estava no hospital, ele e Samantha decidiram vender a loja e se aposentar mais cedo. O dinheiro ficaria curto, mas o tempo era curto. Meses depois, faziam aula de cerâmica juntos no centro de apoio à maior idade.

Samantha somava dois diagnósticos de câncer. O primeiro, quando estava com trinta e nove anos e as crianças eram pequenas. "Linfomas eram coisas assustadoras", ela me disse. "Eu me perguntava o que havia feito de errado? Por que isso acontecia comigo?" Foi então que resolvi negociar: "Deixe-me viver até os meninos completarem dezoito anos."

"Concentrei-me no tratamento e nunca me deixei derrubar emocionalmente. Não chorei durante seis meses. Depois, quando recebi o telefonema informando sobre a cura, desmoronei. Liguei para o Tony no trabalho e soluçava tanto que quase não conseguia falar. Ele pensou que as notícias eram ruins." Ela riu e disse: "Eram as boas notícias que me faziam chorar."

Quando Samantha foi diagnosticada com câncer de mama, há quatro anos, sentiu menos medo do que sentira no diagnóstico anterior. As crianças tinham crescido e ela já havia derrotado o câncer antes. Um dia, ao passar em frente da Capela das Irmãs de Rosa, lugar de profundo silêncio, onde as Irmãs Servas do Espírito Santo em Adoração Perpétua se vestiam de hábitos cor-de-rosa e rezavam ininterruptamente para pessoas no mundo inteiro, Samantha sentiu o impulso de entrar, embora não fosse católica. Entrou na capela, onde três pessoas estavam ajoelhadas e uma mulher deitava no chão, com o rosto contra o piso e os braços estendidos em cruz.

Samantha sentou-se e olhou para o que acreditava ser a escultura de uma mulher rezando. Finalmente, concluiu que era uma freira. Durante o tempo em que Samantha ficou observando, a freira não se moveu. E a visitante disse: "Até o ar parecia diferente ali. Fiquei totalmente calma."

Aquele acontecimento tirou-lhe todo o medo do segundo câncer. O tratamento correu bem e dentro de alguns meses Samantha mais uma vez estava livre da doença. Embora pudesse haver reincidência, ela não se fixou nisso: "Pois é como um convite. Simplesmente prossegui como se aquilo não fosse fazer parte da minha vida."

Samantha nunca deixou a doença defini-la. Segundo ela, "vivi maus pedaços, mas agora tudo são histórias. Meu novo neto é o que tenho adiante." Desfrutamos de todos os estágios da nossa vida," prosseguiu, "usufruímos do crescimento dos filhos. Amamos quando eram bebês e quando já estavam crescidinhos. Saboreamos todas as etapas e ficamos felizes com o que veio a seguir. Aproveitamos a liberdade dada pelo ninho vazio. Gostamos quando os meninos vêm nos visitar. Gostamos quando partem."

Samantha e Tony planejaram a velhice. Não querem ser um peso para os filhos, que têm outros interesses na vida. Permanecerão em sua cidade natal, onde têm uma rede de apoio fantástica. Samantha disse: "Pretendemos deixar a nossa casa somente depois de mortos."

O casal já está diminuindo suas responsabilidades. Quando os pais de ambos morreram, herdaram mais coisas do que queriam ou tinham lugar para acomodar. Aprenderam que presentes podem não ser bem-vindos, não importa a intenção. Samantha sabe que seus filhos também não querem nada de suas coisas velhas. Então, os pais estão pedindo que escolham o que desejam guardar. As escolhas serão anotadas e o que não for essencial será descartado.

"Não tenho medo de ficar velha," ela me disse. "Acho que posso me adaptar quando a velhice for chegando."

Samantha acredita que as escolhas lhe possibilitaram uma boa vida. Apesar dos muitos desafios impostos por sua saúde, lidou com tudo da melhor maneira possível. Podemos escolher uma vida que nos permita crescer, amar e florescer. Podemos agir para termos lembranças felizes e nos orgulharmos de nós mesmos no leito de morte. Em quase todas as manhãs podemos construir um bom dia.

10. Construindo um bom dia

"Um dos segredos de uma vida feliz são os pequenos e sucessivos mimos."

Iris Murdoch

"O hábito tem o seu lado poético."

Simone de Beauvoir

Quando eu tinha seis anos de idade e morava em Beaver, Nebrasca, li um anúncio sobre um cachorro num copo descartável. Prometia que, se eu enviasse um dólar para determinada caixa postal de Nova Iorque, receberia em troca um filhotinho dentro de dez dias. Implorei à minha mãe que me desse o dólar. Ela me alertou para o fato de que o anúncio era mentiroso e que eu perderia meu dólar, mas insisti. Queria aquele filhote!

Depois que enviei o envelope, dei ao bichinho o nome de Caramelo. Todas as tardes, eu ficava esperando o correio, sentada na varanda da frente. Cada vez que ele aparecia sem trazer a caixa, eu ficava profundamente decepcionada. Depois de dez dias, minha mãe sugeriu que eu desistisse de esperar, mas eu não conseguia. Esperei aquele filhote durante meses. Penso que uma parte de mim ainda espera.

Não envio mais dinheiro para receber filhotes pelo correio. A maioria das vezes, consigo administrar meus desejos. Não aconselho meus filhos quando não sou solicitada e espero que eles valorizem os conselhos que dou. Não espero que as pessoas sejam boas o tempo todo, nem mesmo eu. Amo quem amo, não apenas apesar dos seus defeitos, mas também porque esses defeitos são parte essencial da pessoa. E tenho consciência de que os que me amam são igualmente misericordiosos.

Não leio o horóscopo; sei o que preciso fazer para ser feliz.

A construção de um bom dia diz respeito às boas escolhas que envolvem nossas emoções, pensamentos e comportamento. Podemos elaborar dias com atividades significativas, satisfazendo a rotinas, dedicando tempo aos amigos e à família, e construir estratégias de superação que nos permitam lidar com o estresse. Podemos cultivar nosso senso de humor e, quando sentirmos a urgência feroz do tempo, podemos aprender a enxergar nossa própria vida em relação à sua totalidade, a fim de que nos sintamos gratos simplesmente por estarmos vivos.

Para ser feliz, precisamos aprender a estruturar o dia para que ele seja rico de sentido e de atividades que gerem alegria. A forma como passamos nosso tempo define quem somos. Não existe futuro mágico. O hoje é o nosso futuro. Nossa vida são acontecimentos que se desdobram em tempo real, a cada minuto. Para além da necessidade de oxigênio, comida e sono, está a necessidade de termos uma razão para levantar da cama todas as manhãs. Precisamos pensar nas coisas que almejamos e nas atividades que darão sentido ao dia. Se conseguirmos visualizá-las, encontraremos energia para enfrentar um dia difícil.

Muitas de nós acordamos de mau humor e com pensamentos negativos. Tendemos a pensar em nossas preocupações ou em nossa lista de afazeres do dia. Podemos ter dores e desconfortos. Se o tempo estiver cinzento ou se antevemos acontecimentos desagradáveis, ficamos melancólicas. Entretanto, é possível fazer uma reconfiguração mental se nos indagarmos sobre nossas expectativas e sobre as coisas pelas quais somos gratas.

Na vida, assim como na escrita, é importante saber o que apagar e o que acrescentar. Não queremos que nossa vida seja uma longa lista de coisas a fazer, cheia de deveres e obrigações. Se estivermos sobrecarregados e acelerados, tudo vai parecer uma tarefa a mais. Quando o pôr do sol se abre, não precisamos visitar o Facebook. Quando um neto nos pede uma história, não precisamos pensar nas contas a pagar.

Não queremos nos arrastar pela vida, cumprindo tarefas, uma após a outra. Queremos nos presentear com pequenos mimos, diariamente. Quando as coisas ficam difíceis, precisamos nos comprar flores ou barras de chocolate, brincar com nosso animalzinho, ou visitar uma amiga para tomar um café. Essas pausas não dão tempo para uma reconstituição. Podemos aprender sobre a importância de simplesmente nos sentarmos durante quinze minutos para descansar ou ler.

Precisamos de mais tempo livre em nosso tempo. Não queremos muitos compromissos num único dia. Queremos nos movimentar de forma a nos permitir relaxar e ter contentamento. Podemos nos permitir matar o tempo e sair para passear. Podemos apagar compromissos da agenda e nos proporcionar dias sem o celular, sem redes sociais, sem notícias do mundo.

Na medida em que envelhecemos, nossos objetivos podem ser maiores do que nossos níveis de energia. Muitas de nós se vêm com grande necessidade de estímulo e engajamento, mas com baixa estamina. Nossa energia é um recurso valioso que deve ser alocado de forma inteligente. Acertar o ritmo é essencial. Do contrário, podemos entrar em colapso, exauridas, e ficar estagnadas durante alguns dias.

Há muitas polaridades em nossa vida que demandam equilíbrio e perspectiva. É preciso balancear as necessidades de solitude e de companhia, trabalho e relaxamento. É preciso que nos concentremos na saúde, sem obsessão. Precisamos ser tanto espontâneas quanto disciplinadas. Embora pareçam questões abstratas, esse tipo de trabalho de equilíbrio surge diariamente. Dedicaremos nosso tempo atualizando tarefas pendentes, ou indo a um concerto com uma amiga? Devemos ler livros que amamos, mas que há anos não lemos, ou queremos ler novidades? Devemos visitar nossos lugares favoritos ou viajar a novos lugares? Devemos trabalhar mais para engordar nossa poupança para a aposentadoria, ou cortar despesas e passar mais tempo com os netos?

Para sermos felizes e tranquilos, precisamos de maneiras confiáveis de enfrentar o estresse. Ou desenvolvemos bons hábitos para lidar com isso, ou iremos adotar hábitos autodestrutivos como beber, usar drogas, comprar compulsivamente ou ver televisão.

Laura cuida de uma irmã doente e canta no coral da igreja. Os ensaios e os cultos de domingo a deslocam para um lugar alegre e de contato social; Reina faz jardinagem. Se tem algum desentendimento com o marido ou com os filhos adultos, sai e começa a arrancar matinhos da grama ou molhar as rosas; Cara pega o caderno de desenho e esboça o que lhe vem à imaginação.

• • •

Com a tristeza de ter uma filha viciada em drogas, a dor da artrite e os deveres de avó que mantém a custódia dos netos, Sylvia viu-se diante de mais dias ruins do que bons. Depois de uma semana sem dormir, marcou consulta na clínica de dor que o Dr. Peterson havia recomendado

Foi ao consultório com ceticismo, mas quando chegou, gostou do ambiente. Uma cascata gorgolejava na sala de espera e o ar não era maculado pelo som da televisão. Uma jovem terapeuta chamou seu nome e Sylvia a acompanhou até uma sala cheia de janelas e plantas floridas.

Megan escutou Sylvia durante uma hora falando sobre seu sofrimento e situação de vida. Fez boas perguntas e aceitou as resposta da paciente sem julgamento. Sylvia não estava certa de que alguém pudesse ajudá-la, mas não via como Megan seria capaz de feri-la. A terapeuta recomendou que Sylvia escolhesse uma pessoa de confiança e, durante alguns minutos por dia, conversasse sobre sua aflição. Para sua surpresa, Sylvia imediatamente disse: "Vou conversar com Lewis. Ele não vai se incomodar em escutar."

Megan recomendou também que ela avaliasse sua dor numa escala de zero a dez e mantivesse um diário com esses números. Sylvia nunca havia feito um diário ou uma tabela de dor, mas as sugestões não custavam nada, nem eram invasivas. Com os netos tão cheios de energia, Sylvia não estava certa se encontraria tempo para o diário, mas a avaliação das dores não exigia tempo nenhum. Ao se despedir, Sylvia marcou uma nova consulta.

Na sessão seguinte, contou a Megan que havia seguido suas orientações e achou-as úteis. Avaliar suas dores ajudou-a a colocá-las em perspectiva. As conversas de cinco minutos com Lewis de alguma forma os uniu. Ele às vezes lhe acariciava o braço e chegou mesmo a dar um carinhoso tapinha na sua bunda. Ao dizer isso, ambas riram.

Megan ensinou a Sylvia alguns exercícios e receitou um chá homeopático. Quando Sylvia lhe contou que gostava de nadar, a terapeuta se propôs a conseguir horário na piscina aquecida de um hospital de reabilitação próximo. Tinha quase certeza de que o plano de saúde de Sylvia cobriria a atividade. Sylvia concluiu que seus horários não estavam tão apertados para deixar de fazer natação.

Uma semana mais tarde, ela foi ao centro de reabilitação e mergulhou na piscina aquecida e cristalina. Naquela noite, ela dormiu durante oito horas e fez panquecas para Lewis e os meninos pela manhã. Agora, duas vezes por semana, ela deixa os netos com Lewis e refresca a mente e o corpo naquela água maravilhosa.

Pela primeira vez na vida, Sylvia fez uma lista das suas necessidades e prioridades pessoais. Em seguida, esboçou um programa para a semana seguinte. Evidentemente, ainda incluía os horários de Lewis e das crianças na sua agenda, mas, com caneta vermelha, acrescentou natação, exercícios para a coluna, tempo para o diário e uma hora no grupo de mulheres da igreja.

Quando começou a listar os compromissos em vermelho, ficou alegre. Suas primeiras avaliações do sofrimento tinham sido em torno de seis e sete, mas agora estavam nos níveis dois e três. Dormia melhor e gostava das conversas com Lewis. Às vezes, depois de conversarem, ele sugeria um jogo de cartas e os dois se divertiam.

Sylvia frequentava as reuniões do grupo de mulheres enquanto as crianças estavam na aula de catecismo. Viu-se fazendo brincadeiras tal qual a Sylvia dos velhos tempos. Fazia-lhe bem falar e escutar as outras mulheres uma vez por semana. Escutava como elas lidavam com suas dificuldades. Algumas tinham parceiros difíceis. Duas lutavam contra o câncer. Uma outra padecia de recorrentes fraturas da coluna por causa da osteoporose. Sylvia descobriu que não havia como vencer o concurso de sofrimentos. Quem sabia quem era a mais sofrida? Quando comparava sua vida às de suas companheiras, escolhia a sua.

• • •

Da mesma forma que Sylvia avaliou sua dor, nós também podemos avaliar nosso estresse numa escala de zero a dez. No princípio, nosso estresse pode ficar no nível onze, mas, com o passar do tempo, descobrimos que as ocorrências de nível dez são raras. A maior parte do nosso estresse, como estragar uma comida, esquecer um compromisso, ou perder um livro emprestado são meros eventos com notas um e dois na escala. O simples fato de poder dar uma nota às emoções que nos aborrecem ajuda-nos a olhar a vida em perspectiva.

Com ajuda profissional, Sylvia criou um plano para construir dias melhores. Podemos fazer o mesmo. Precisamos também lembrar de nos monitorar, de forma a não ficarmos com muita fome, sozinhas, cansadas ou zangadas. Quando vivenciamos esses estados, podemos adotar ações corretivas. Aprendemos a controlar nossa reatividade, respirando profunda e lentamente. Tiramos pequenas férias, que duram cinco minutos ou um dia.

Yolanda, dona de um movimentado restaurante, aprendeu a marcar sessões de massagem no seu dia de folga. Depois da massagem, ela consegue relaxar e desfrutar o final de semana. Na segunda-feira de manhã, já está pronta para voltar ao trabalho.

Lola lida com avaliações de taxas de IPTU para o governo e vive cercada de gente irritada, durante toda a semana. Quando chega a tarde de sexta-feira, contraída pela ansiedade, ela pede ao marido para passearem em silêncio por belas estradas no campo. Depois de uma ou duas horas, eles param à beira de um lago e assistem ao pôr do sol. O silêncio e o verde da paisagem permitem que Lola diminua a pressão.

A repetição nos dá segurança, ao passo que a variação proporciona energia e entusiasmo. É preciso haver equilíbrio entre os hábitos regulares, que são profundamente gratificantes, e a espontaneidade do frescor e do entusiasmo. Nosso objetivo deve ser uma forte zona de conforto de onde possamos escapar regularmente.

Os contrastes aumentam nossa consciência sensorial. Por exemplo, depois de nadar na água fria, um chuveiro quente é um prazer. Se passamos o dia sentadas no escritório, podemos despertar o corpo e reingressar no mundo dos sentidos por meio de uma longa caminhada, ou preparando um jantar saboroso. Se passamos uma semana cercada de gente, uma noite sozinha é uma bênção. Se ficamos sós, pode ser que queiramos uma festa.

"Mudando de assunto" é uma boa frase para pensarmos os contrastes. O dia pode ficar mais leve se de vez em quando pudermos dizer "mudando de assunto" e trocar de atividade. Férias são uma mudança de assunto, e o retorno para casa, também. Trabalhar muito num projeto, depois interrompê-lo para conversar ao telefone, ou tirar um cochilo ou uma pausa para um café são mudanças de assunto.

Na medida em que saímos de uma atividade para outra, podemos descobrir maneiras de focar na transição, criar condições para estar presente e ser otimista com relação ao que virá. Por exemplo, antes de cumprimentar um visitante ou de pegar o telefone, podemos respirar um pouco e nos concentrar na nossa presença no momento que virá depois. Isto nos permite prestar atenção, verdadeiramente, na pessoa com quem iremos nos encontrar.

Talvez o fator mais importante para se construir um bom dia implique a administração de expectativas. Mundialmente, a felicidade está relacionada a expectativas razoáveis. Intuitivamente, faz sentido — quanto maior nossas expectativas sobre alguma coisa — uma refeição, um encontro ou as férias — mais ficaremos decepcionadas. Se esperarmos um dia sem problemas, estaremos fadadas a decepções e queixas. Muito da vida diz respeito à resolução de problemas.

Pesquisadores no campo da psicologia concluíram que há dois tipos básicos de pessoas: as que minimizam, mantendo baixas as expectativas, e as que maximizam e querem que toda experiência seja melhor do que de fato é. As maximizadoras podem acampar no melhor lugar de uma maravilhosa noite de verão, mas aí percebem um inseto e tudo se estraga. As minimizadoras tendem a se satisfazer com o que têm. Partem do princípio "daquilo que é possível". Num acampamento, quando chove e esqueceram de trazer o lanche, ainda conseguem se divertir. Felizmente, as maximizadoras podem aprender a reduzir as expectativas e corrigir a tendência a permitir que pequenas decepções matizem todo um evento. Ao longo do tempo, essa atitude irá torná-las mais felizes.

Com as mulheres mais velhas, tudo chega com um asterisco. Podemos apreciar a vida se reconhecermos sua intensidade e pungência e se tivermos expectativas plausíveis. Minha tia Grace dizia: "tenho o que quero, mas sei o que quero".

Um talento semelhante ao de mantermos expectativas razoáveis é olhar as coisas em perspectiva. Há trinta anos, meu marido e eu perdemos um grande amigo com câncer no cérebro e, desde então, quando o excesso de trabalho beira a exaustão, dizemos um ao outro: "Isto não é um câncer de cérebro." Quando as pessoas perdem suas casas em tornados e furacões, muitas vezes escutamos as mais resilientes afirmando: "Pelo menos, ninguém morreu."

Em épocas difíceis, pense a curto prazo. A longo prazo, todos nós iremos morrer. Mas a curto, podemos planejar a felicidade, um dia após o outro. Se a vida estiver particularmente difícil, pense nos próximos dez minutos.

Uma variação desta ideia é a importância de dividirmos projetos complicados em um passo de cada vez. Os professores de música da Suzuki conhecem bem essa estratégia. Aos poucos, as crianças aprendem a tocar sinfonias. De forma semelhante, podemos romper um processo complicado, como mudar de casa, em pequenos passos controláveis. Gosto da regra "uma hora por dia" para tarefas assoberbantes, isto é, dedique-se a elas apenas durante uma hora hoje. Com o tempo, vai concluí-la.

O único tempo real é aquele que se nota. Talvez um dos melhores presentes que podemos nos dar é praticar a desaceleração e fazer uma coisa de cada vez. Quase todas nós temos problemas em fazer isso. Na verdade, uma nova pesquisa de Martin Seligman indica que nós humanos somos programados para pensar no futuro, para antecipar, planejar e preocupar. Como diz uma amiga, "não tenho certeza se algum dia estarei presente. Há tantas camadas entre mim e o momento".

Mas, sem uma agenda, o mundo pode ser um lugar maior e mais interessante. Recentemente, dei ao meu neto uma miniatura de um barco Viking cuja montagem exigia cortar e colar. Trabalhamos durante alguns minutos e então Coltrane pulou da mesa, ligou o teclado elétrico e começou a cantar e dançar.

Tentei trazê-lo de volta ao barco, durante alguns minutos. Cheguei até a me ouvir dizendo: "vovó não vai montar esse barco sozinha". Coltrane continuava dançando. De repente, acordei para aquele momento. Comecei a dançar e cantar com Coltrane. Sugeri palavras como "trovão" e "montanha" para ajudar a compor novas canções. Nós dois rimos das letras mais bobas. Esta experiência foi uma alegre lição sobre viver o momento.

A vida fica tão mais simples quando percebemos que não temos pressa. Podemos aprender quando jogar pela janela nossas listas e tomar posse do momento. Quando nosso gato sobe em nosso colo, podemos parar de escrever a lista de coisas a fazer e nos aconchegar ao amigo ronronante. Se estivermos lendo uma revista e uma criança aparecer pedindo para fazermos biscoitos, é melhor procurar os medidores, a farinha e o açúcar. Quando uma amiga sugere uma caminhada, enquanto estamos limpando a garagem, podemos dizer: "sim, sim, claro que sim".

Eloise sabia o que era importante e gostava disso. Quatro anos atrás, quando perdeu o marido depois de um longo período de doença, ela se perguntava se seria feliz algum dia novamente, mas, com o tempo, reconstruiu a vida. Tinha a atitude e a capacidade que necessitava para viver bem, apesar da perda.

O marido, Bill Kloefkorn, tinha sido professor de inglês na Universidade Wesleyana de Nebrasca e Poeta Estadual de Nebrasca. Tinha personalidade forte e uma vida movimentada. Eloise o conhecia desde os tempos de colégio. Ela lidou com o luto e encontrou no trabalho um bálsamo para a sua solidão.

Recentemente, visitei Eloise num condomínio para idosos, onde ela agora vive. Quando me recebeu na entrada, fiquei surpresa com sua vivacidade. Era baixa, tinha o corpo bonito e olhos castanhos brilhantes. Com orgulho, mostrou-me sua nova casa.

Caminhamos pela rua principal, onde há uma agência de viagem, um banco e uma farmácia. Havia também um chafariz com peixinhos e uma grande lanchonete. Ela apontou para um trilho do lado de fora e me disse que estava conectado ao nosso sistema ferroviário municipal.

Subimos a escada para seu apartamento no terceiro andar. Ela me mostrou seu espaço favorito — uma sacada que dava para o verde. Disse que passava seus melhores momentos sentada ali, lendo ou apreciando os pássaros e outros seres da fauna e da flora.

Nós nos sentamos numa sala cheia de fotos de Bill e dos porcos de cerâmica que ele amava. Enquanto Eloise fazia o café, contou-me que estava bem de saúde, ainda dirigia e mantinha bom contato com os amigos e parentes.

Disse-me: "quando Bill morreu, eu nem pensava em me mudar, estava envolta pelo luto". Permaneceu na casa durante três anos. Mas, no ano passado, com a chegada do inverno e a possibilidade de reforma, ela decidiu se mudar. Um dos filhos não queria que ela vendesse a casa, mas Eloise disse: "Bill gostaria que eu ficasse onde eu me sentisse segura e feliz."

Falou sobre a saudade que sentia do marido. Gosta de visitar o lugar que chama "a pedra de Bill". Ela se senta ali, junto à pedra, e conta a ele sobre o que está acontecendo na família.

A Escola de Ensino Fundamental Lincoln Kloefkorn recebeu esse nome por causa de Bill. Na quarta série, as crianças passaram o ano estudando a vida e o trabalho de Bill. Eloise visita a escola várias vezes por semana e conversa com as crianças sobre Bill. Fala sobre como ele era e ajuda os alunos a decorarem os poemas do marido. Eloise me contou que as crianças sempre perguntam sobre como Bill morreu e ela diz a verdade. Também perguntam se ela irá morrer e ela responde: "Todo mundo irá morrer e é importante ser feliz enquanto estamos vivos."

Conversar com uma avó como Eloise ajudou as crianças a falarem de suas próprias emoções. "Algumas me contam sobre a morte de seus avós. Eu simplesmente me sento junto delas e escuto."

Eloise falou um pouco sobre a perda de parentes e amigos. Num notebook, ela mantém o registro das datas de morte de amigos e conhecidos. "Todos aqui perdem pessoas regularmente, mas isso não nos impede de apreciar a vida", refletiu.

Ela canta no coral da sua nova residência. Faz parte do grupo de caminhada que passeia na pista interna depois das refeições. Associou-se a um grupo de leitura e gosta da companhia das pessoas, embora aprecie a liberdade de ficar sozinha. Acha os fofoqueiros e queixosos irritantes, e aprendeu a ignorá-los. Muitas vezes, se sente contente em ficar no quarto lendo.

Uma das amigas mais próximas é também viúva e o marido inclusive trabalhava na universidade. As duas sofreram juntas e agora se encontram regularmente para o café da manhã e outras atividades.

Eloise está satisfeita com o lugar agradável onde mora e a boa qualidade de vida. Nem ela nem Bill tinham altos salários, e levavam uma vida regrada. "Eu me sinto bem em ter os recursos para viver num lugar como este", diz ela. "Muitas das minhas amigas não têm tanta sorte."

Enquanto eu ia saindo, Eloise me mostrou imagens presas na geladeira que os alunos da escola fundamental haviam desenhado para ela. Minha preferida foi a de um porco lindo, com a inscrição: "Para minha amiga, Sra. Kloefkorn."

Eloise possui excelentes conhecimentos de navegação e sabe como criar um bom dia. Depois de perder o Bill, descobriu maneiras de florescer. Mudou-

-se para um lugar mais fácil de cuidar, cheio de pessoas muito interessantes. Ela tanto canta no coral quanto saboreia a solitude. Utilizou os hábitos saudáveis de toda uma vida para manter o equilíbrio de sua vida. Eloise tem a capacidade vital de saber o que buscar na vida e de apreciar a descoberta.

Encontraremos o que buscarmos. Quando buscarmos o humor, a beleza ou a alegria, nós os descobriremos ao nosso redor. Eloise gosta de buscar evidências de amor por onde anda. Se vê um casal de mãos dadas, enquanto esperam pelo ônibus, ou uma mulher grisalha com uma casquinha de sorvete na mão, entrando num hospital, ou uma criança tocando dedicadamente algum instrumento, ela sente uma pitada de prazer ao constatar mais evidências de amor no universo.

Nossa consciência se forma por meio da atenção. A felicidade exige que façamos escolhas sobre em que concentrar atenção. Aqueles que fazem equitação sabem que o cavalo vai na direção que o cavaleiro vê. Podemos aprender a olhar na direção de onde queremos estar.

Encerrar o dia é uma parte vital da experiência de um bom dia. Enquanto esperamos o sono chegar, é relaxante refletir sobre o que aconteceu durante o dia e o que aprendemos, do que nos orgulhamos, o que apreciamos e rever os momentos mais felizes. Podemos também rezar ou meditar — atividades bem mais tranquilizadoras do que a preocupação.

Na madrugada passada, acordei às quatro da manhã, depois de um pesadelo que envolvia morte, prisão e crianças sendo maltratadas. Fiquei tão agitada que não conseguia voltar a dormir. Respirei fundo e lentamente por um tempo. Rezei uma oração por todos aqueles que sofriam e, depois, decidi pensar na pequena casa dos meus avós em Flagler, Colorado.

Havia quarenta e cinco anos que não visitava a casa, mas conseguia me deslocar de um cômodo a outro na minha lembrança, recordando das fotos na penteadeira da minha avó, a mesa de jogos na sala, onde jogávamos dominó e xadrez, a janela na sala de jantar que se abria sobre um freixo, e a cozinha com a pequena mesa vermelha e minha avó junto ao fogão. Vi os vidros de geleia no porão. E logo conseguia sentir o gosto da geleia de ameixa que ela fazia e lembrar da forma como guardava a louça nos armários da cozinha. Com a lembrança do vidro de biscoitos de aveia e mel, fui levada pela corrente do sono.

11. Criando uma comunidade

"Construa uma pele tão dura quanto o couro de um rinoceronte. Não assuma nada como pessoal. Não guarde rancores. Termine o trabalho do dia quando o trabalho do dia terminar. Não se desestimule facilmente. Sofra seguidas derrotas, levante e siga em frente."

Eleanor Roosevelt

"A empatia [...] é a emoção mais revolucionária."

Gloria Steinem

Nora e Roger passaram a maior parte de suas vidas numa pequena comunidade do bairro. Quando se aposentaram, decidiram fazer alguma coisa para ajudar a cidade. Depois de conversarem, concluíram que não havia um parque na comunidade. Assim, organizaram um grupo de amigos para modificar essa situação. Tratava-se de um projeto de longo prazo, que exigia levantar fundos, encontrar um terreno central e acessível a áreas residenciais importantes, e trabalho burocrático para obtenção das licenças. Quatro anos mais tarde, o grupo estava plantando árvores, comprando fontes e equipamento de lazer, montando espaços para jogo de bocha e frescobol.

Nora e Roger plantaram uma árvore de gingko, em homenagem à mãe dela, que morreu durante o projeto. Caminhavam até o parque todas as manhãs e gostavam muito de ver as famílias fazendo piqueniques. Quando o casal não mais estiver vivo, o bairro terá um lugar para crianças e adultos desfrutarem.

Ação é o antídoto do desespero. Pode ou não ajudar o mundo, mas sempre nos faz bem. A esperança advém do engajamento em um processo promissor, como plantar um jardim comunitário, doar tempo ou dinheiro para boas causas, ou ajudar pessoas em nosso país polarizado a respeitar e construir empatia mútua.

Nós, mulheres mais velhas, somos perfeitas para o trabalho comunitário. Temos aptidões acumuladas durante décadas e sabemos fazer muitas coisas. Não raro, vivemos em um mesmo lugar durante anos, conhecemos os desafios e sabemos como trabalhar o sistema em prol de um benefício maior. Com sorte, podemos ser boas agentes de conexão, capazes de conectar com outros e com recursos.

Nossos anos nos deram sabedoria, conhecimento de mundo e tempo para atacar problemas complicados e de longo prazo. Podemos desenvolver relações com pessoas no poder e ter acesso à informação. Podemos ajudar crianças, jovens adultos e idosos. Tendo esse compromisso, podemos ser agentes. A crença no nosso poder gera poder.

Mesmo aquelas de nós que se dedicam aos assuntos globais, muitas vezes descobrimos que podemos obter o máximo em nossas comunidades locais e fazer a diferença. Aí temos o maior conhecimento, influência e paixão. Estejamos nós interessadas em governança, educação, justiça social ou questões ambientais, geralmente podemos ser mais eficientes quando trabalhamos perto de casa.

Lynne era responsável pelo grupo que cantava em um retiro de que participei, em Ghost Ranch. Era uma líder animada, com uma linda voz. No fim do retiro, perguntei se eu podia entrevistá-la.

Lynne era casada com um viúvo pai de cinco filhos. Mordecai era um ativista e líder comunitário na Philadelphia. Lynne respeitava seu trabalho mas vivia muito ocupada com as crianças para se engajar profundamente. Quando o último filho saiu de casa, Lynne envolveu-se. Sentia a urgência das crises ecológicas e de refugiados. Desenvolveu um trabalho chamado

Rede de Idosos Conscientes, que responde ao anseio de pessoas mais velhas dispostas a trabalhar em prol de boas causas. Gente em todo o país havia se filiado ao grupo.

Lynne sente que é uma idosa que está contribuindo. Gosta do termo "velhicidade" para descrever adultos mais velhos que assumem a responsabilidade de melhorar as coisas. Ela tem sessenta e sete anos e sente que ainda tem entre dez ou quinze anos para se dedicar ativamente em seu sonho de mudar o mundo. Segundo ela, "estes são meus anos de glória. Nunca estive tão liberta e capacitada".

Enquanto envelhece, torna-se mais reflexiva. "Hoje, tenho tempo para considerar grandes questões. Minha definição de envelhecimento com sucesso é ter relacionamentos amorosos e uma vida engajada que faça sentido."

Lynne disse que gostaria de enfrentar a própria morte com curiosidade. Gostaria de sentir que o mundo é um lugar melhor porque ela existe. "Tem sido um privilégio e uma honra viver. Na medida em que envelheço, tento não focar nos meus arrependimentos e fracassos, mas naquilo que realizei." Lynne sente que a vida é um jardim onde quer trabalhar até ir embora. Quer acrescentar um pouco mais de cor aqui, um pouco mais de profundidade ali, e um ponto de luz onde puder.

Todos temos algo para oferecer a alguém. Sejam quais forem nossos talentos, temos a faculdade de ofertá-los. Podemos ajudar o vizinho solitário do apartamento ao lado, ou fazer trabalho voluntário numa instituição ou num hospital. Podemos organizar doações para os sem-teto, ou trabalhar numa cozinha comunitária. Podemos oferecer aulas ou atuar em conselhos municipais. Podemos ajudar na conservação de um parque ou entregar refeições aos necessitados. Há trabalho para todos, não importam nossos talentos ou interesses.

Muitas das mulheres mais felizes que conheço são ativistas. Enquanto escrevo esta frase, penso em Nancy citando a Bíblia numa audiência legislativa sobre o rompimento do esgoto, e vejo Christy recebendo doações para jovens candidatos a cargos públicos. Quando nos envolvemos com o ativismo, conhecemos gente de todas as idades e pontos de vista. Aprendemos mais sobre o mundo. O autor David Brooks escreveu que fazer parte de um grupo, que se encontra pelo menos uma vez por mês, equivale à mesma dose de felicidade proporcionada por um aumento de 100% do salário. Não tenho certeza de que isso se aplique aos cidadãos mais pobres, mas posso atestar que a afiliação a um bom grupo é indutora de felicidade.

O ativismo é complicado. Quando vencemos, ficamos exultantes, mas as derrotas, particularmente em questões críticas, podem nos deprimir. Além disso, todos os ativistas precisam estabelecer limites a si próprios, do contrário, correm o risco de se exaurir. Uma pessoa engajada pode encontrar uma tarefa importante a qualquer momento, diariamente. Tenho amigos que me enviam e-mails à meia-noite de sábado, com novas informações sobre mudanças climáticas ou modificação de políticas. Devemos nos esforçar para manter nossas atividades de ativismo equilibradas. Trabalhar é bom, descansar, também.

Sandy mudou-se para Lincoln e imediatamente mergulhou em vários projetos voluntários. Era responsável e inteligente, além de valorizada por todos os grupos com que trabalhava. No entanto, depois de seis meses, ela se desligou de tudo. No afã de ajudar, havia se esgotado. Espero que, depois de um tempo afastada, ela volte a lutar por boas causas. E que da próxima vez consiga cuidar mais de si e para manter seu engajamento de maneira saudável.

Esta história é um alerta para todas nós. Não devemos exagerar. Se isso significa ajudar os outros uma hora por semana, assim será. Se gostamos de tirar um cochilo ou de ir dormir às nove horas da noite, devemos encontrar tarefas que nos permitam continuar a seguir nossa rotina. Se queremos apenas trabalhar com animais, iremos encontrar um meio. Uma das maiores alegrias deste estágio da vida é que podemos nos permitir descansar e saborear a vida. Se não descansamos, nós nos esgotamos e concluímos que ficamos impedidas de ajudar os outros. Uma triste conclusão para nós e para o mundo.

Todas queremos ser prestativas, mas não queremos perder tempo. Queremos ter informação relevante, sem nos esgotarmos com grandes preocupações com relação a coisas que, provavelmente, não conseguiremos impactar. Faço distinção entre "inteligência prática" e aquilo que chamo de "inteligência distraída".

Um exemplo de inteligência prática, em Nebrasca, foi a notícia de que uma enorme fábrica de processamento de carne de frango havia solicitado licença para atuar à margem do rio de nossa comunidade. O empreendimento comprometeria o ar, a água e colocaria a saúde de todos em risco. As opções para a questão seriam os cidadãos convocarem nossos representantes no legislativo, ou organizar protestos e assembleias educativas para a comunidade. Por outro lado, é sabido que aqui em Nebrasca basta ouvirmos dizer que os oceanos estão mais ácidos e que as calotas polares estão derretendo para nos sentirmos impotentes.

Nenhum de nós tem a responsabilidade de sozinho mudar o mundo, mas todos podemos fazer o melhor, dadas nossas circunstâncias. Geralmente, fazer o melhor significa trabalhar com outras pessoas. Grupos são mais eficazes que os indivíduos. O trabalho conjunto nos permite compartilhar os desafios e encontrar alívio para nossos fardos em comum.

Há um lugar para sermos úteis em qualquer comunidade. Sejam quais forem nossas paixões e nossos talentos, podemos encontrar um grupo de pessoas de quem gostamos e que nos ajude a melhorar o mundo. Nenhuma de nós persistirá no trabalho comunitário se ele se tornar desagradável para os membros do grupo.

É fácil formar um grupo. Podemos convidar alguém para tomar um café e compartilhar uma causa. Uma vez conscientes dos nossos objetivos, podemos convidar outras pessoas para se juntarem a nós. O mais fácil é convidar gente que conhecemos e que tem algum tipo de conhecimento especial ou aptidão para contribuir. Coletivos formados por meio de convite permitem que trabalhemos com pessoas com quem podemos contar.

Nos últimos oito anos, faço parte de um grupo formado para suspender a execução do oleoduto Keystone XL em nosso estado. O grupo começou quando Brad, um jovem que me ajudava a podar algumas árvores no quintal, conversou comigo sobre seus receios em relação às mudanças climáticas. Eu me sentia como ele. Concordamos em convidar alguns amigos para um jantar em minha casa, na semana seguinte, e conversar sobre o que poderíamos fazer. Durante todos os anos que se seguiram, continuamos lutando. Trabalhamos com questões para além do Keystone XL, como energia limpa, incentivo a alimentos locais, educação sobre mudança climática no nosso estado e proteção dos mananciais de água.

Nosso grupo obteve grande êxito, pelo menos até o momento, na interrupção da construção do Keystone XL. Além disso, incentivamos ambientalistas a se candidatarem a cargos públicos e trabalhamos para uma maior conscientização das questões ambientais entre os cidadãos e o legislativo. Mas uma das nossas principais realizações é abrir os corações e as mentes dos membros do grupo. Enfatizamos a alegria e o afeto. Nós nos encontramos uma vez por mês para comer e cada um traz uma comida deliciosa e uma bebida. Os encontros são como festas, até onde as discussões sérias permitem. Nossa missão e nosso objetivo de descontração vêm mantendo o grupo unido ao longo dos anos.

Evidentemente, temos nossa cota de tarefas entediantes, mas tentamos torná-las alegres, apoiando-nos uns nos outros quando fazemos o trabalho difícil que às vezes precisa ser feito. Há anos trabalhamos em projetos que acreditamos ser de vital importância. Compartilhamos informações sobre eventos e planejamos ações. O membro mais jovem do grupo é o caçula Bob, que começou a participar quando era recém-nascido. A maioria dos membros está na casa dos vinte ou trinta anos, ou acima dos sessenta e cinco. O conjunto demográfico entre esses pontos dedica-se a cuidar das crianças e ganhar a vida.

Trabalhar em grupo é muito divertido. As mulheres mais velhas são anfitriãs das reuniões e fazem comidinhas. A tendência é que sejamos as integrantes que têm melhores contatos, recursos e compreensão sobre o encaminhamento das coisas no nível local. Os mais jovens têm muita energia e exercem tarefas físicas e que demandam experiência com mídia social. Muitos dos jovens membros são artistas envolvidos com música na comunidade, facilitando o planejamento de atividades de arrecadação de fundos, de eventos de conscientização como fóruns educativos, festivais e concertos. Temos muito para ensinar uns aos outros.

Por algum tempo, nós, mulheres mais velhas, fazíamos tortas de maçã para agradecer aos políticos locais que se conduziam de modo a proteger o meio ambiente. Quando fazíamos isso, convocávamos a imprensa, para que a pessoa homenageada aparecesse no jornal. Quem não gosta de uma torta de maçã feita em casa e gratuita?

Em vez de nos sentirmos desesperadas, tristes ou revoltadas com os problemas do mundo, construímos um grupo e nos tornamos bons amigos. Martin Luther King Jr. referiu-se ao trabalho em grupo, para o bem comum, como participação numa comunidade de amor. Hoje, esta é a sensação do nosso grupo.

Contudo, nem todos precisam formar grupos. Podemos participar de outros já existentes ou nos disponibilizarmos para serviços comunitários. Muitas das mulheres na minha vizinhança trabalham juntas em seções eleitorais. Outro grupo de amigas integra o pequeno coral que canta em lares de idosos. O importante é conhecer nossos pontos fortes e talentos, e empregá-los a serviço da comunidade.

Conheci três líderes comunitários em nosso centro afro-americano local, o Malone Center. Ella e Corinne, ambas com quase setenta anos, e Sharon, com setenta e cinco. Corinne era uma mulher calma e gordinha, vestida com calças jeans e um suéter de moletom. Sharon usava um vestido estampado e estava bem maquiada e penteada. Ella, frágil e de poucas falas, estava sentada entre as duas e, com delicadeza, estimulava a conversa com os meneios da cabeça e os tapinhas nos ombros das amigas.

Corinne apresentou-se como uma pessoa bastante religiosa. Antes do pai morrer, ele pediu que ela integrasse uma igreja. Queria que a filha fizesse parte de uma comunidade de afeto. Ela nunca havia pensado nisso, mas acatou o conselho e, até hoje, agradece a decisão, pois vive cercada de pessoas que a deixam segura, que a fazem rir e que se preocupam com ela. Seu maior objetivo é aproximar-se de Deus.

Ella sobreviveu a um câncer e leva a sério a saúde. Está sempre aprendendo e tem aulas na faculdade local sobre História Afro-Americana. É voluntária da Cruz Vermelha e de um programa de apoio a jovens em situação de risco. Nas horas vagas, caminha pela vizinhança e se encontra crianças com comportamento inadequado, ou escuta palavrões, ela os orienta a prestarem atenção às suas atitudes. A princípio, os meninos sentiam-se insultados, mas hoje, gostam dela e a respeitam. "Não vejo mais o comportamento ofensivo que via antes", diz ela.

Sharon é uma ativista inveterada. Disse-me que gosta de ajudar pessoas de todas as raças. Trabalhou em uma agência de serviços humanitários a maior parte da vida e hoje lidera grupos de apoio a sobreviventes de violência doméstica e pessoas em liberdade condicional. Ensina aos membros do grupo a se defenderem, mas também a serem adultos responsáveis e engajados na comunidade.

Sharon, Ella e Corinne são sempre muito solicitadas. Querem ajudar, mas também querem desfrutar do tempo neste estágio da vida. São criteriosas sobre o tipo de trabalho que aceitam fazer. Ella aprendeu a dizer "vou pensar no assunto". As três têm uma regra que determina que não devem aceitar qualquer proposta sem que reflitam durante um dia. Param de trabalhar quando do Sol se põe e descansam aos domingos. "Afinal, até Deus descansou no domingo," diz Corinne.

Todas têm seus deleites. Corine e Sharon gostam de passear de carro pelo campo, para relaxar. Sharon gosta de dançar aos sábados à noite. Ella adora ler e ouvir música. As três jogam cartas e palavras cruzadas.

Moravam numa área da cidade historicamente habitada por afro-americanos e conhecida por Malone. Concordavam que o bairro hoje estava muito diferente. Na maior parte de suas vidas, tinha sido uma comunidade dinâmica e forte, onde as pessoas se conheciam e sabiam o que acontecia nas ruas. Sharon riu e disse: "a gente não conseguia fazer nada errado, pois todo mundo sabia".

No passado, muitos adultos ajudavam os membros da comunidade. A mãe de Corinne prestava auxílio a estudantes do ensino médio, solicitando bolsas junto à universidade. Os mais velhos sentavam-se nas varandas e ficavam atentos a tudo. O Malone Center ficava cheio de famílias, que vinham todos os dias para as atividades. Os líderes comunitários tinham visibilidade, voz e serviam de exemplo.

Entretanto, nos últimos quinze anos, as coisas mudaram. A universidade quis se expandir no território da vizinhança; comprou terrenos e muitos prédios e inúmeras casas foram condenadas. A comunidade foi destruída e muitas tradições desapareceram. As três mulheres não sentiam raiva disso; sentiam tristeza. Lembram-se de quando as pessoas na área eram próximas umas das outras, e quando as famílias eram mais saudáveis.

Concordavam que, historicamente, os afro-americanos costumavam ser mais respeitosos com as mulheres mais velhas do que os brancos. Até hoje, é pouco provável que afro-americanos coloquem parentes em casas de idosos. Mas também concordavam, com tristeza, que as mulheres mais velhas não são respeitadas como eram no passado. Sharon disse que os pais mais jovens não ensinam os filhos a reverenciar os mais velhos. Hoje, as crianças veem muita televisão e jogam vídeo game em demasia, na opinião de todas elas. Isso as desestimulava, mas ao mesmo tempo as motivava a melhorar a situação.

"Quero trabalhar até morrer", afirmou Sharon.

"Eu também", disse Ella sorrindo, "mas quero um trabalho leve". "Só quero amar as pessoas."

"Tento seguir a ética da reciprocidade", Corinne complementou. "Isso já dá muito trabalho."

As três mulheres se sentam na varanda quando o tempo está agradável. Cumprimentam os vizinhos e visitam as jovens mães para conversar sobre as crianças. Sabem o nome das pessoas e dos cachorros na sua rua, e ficam de olho em tudo. Corinne riu quando disse: "Daqui das nossas varandas, conseguimos fazer muitas coisas boas."

Um dos melhores exemplos de como agir coletivamente para o bem comum nos é dado pela cultura indígena. Muitos povos nativos compartilham tradições que envolvem um profundo sentimento de conexão com todos os seres vivos e com a Mãe Terra. Têm muito respeito pela história e pelas tradições de seu povo. Pensam por meio de longas linhas do tempo. As decisões são tomadas levando-se em consideração as gerações futuras, inclusive as das plantas e dos animais.

Passei uma manhã conversando com um membro da tribo Omaha sobre seu trabalho para as gerações futuras. Conheci Renée, numa cerimônia de bênção da água, em Spring Creek Prairie. Ela estava vestida com trajes tradicionais e cantava à beira de uma lagoa. Era uma mulher esguia, altiva, com longos cabelos pretos e rosto de expressão aberta e bondosa.

Duas semanas depois, visitei sua casa para conversarmos. A arte nativa cobria as paredes e a mesa exibia penas de águia e ervas trançadas. Ela falava baixo e tinha um forte senso de dever.

Quando perguntei de que tribo vinha, ela respondeu com uma história que levou duas horas para ser contada. Começou quando seu povo se mudou com os Ojibway do Quebec para o rio Missouri, e terminou com seu atual trabalho de guerreira, protetora da água, curandeira comunitária e linguista.

Renée não falava de si como indivíduo, mas como membro tribal. Entendia os eventos como pequenas porções de uma longa linha do tempo. Por exemplo, vê a luta contra o Oleoduto de Dakota, próximo à Standing Rock, como parte de uma luta constante dos povos originários, visando a protegerem sua terra, sua água e seus direitos.

Explicou que, durante o século XVIII, os Omaha eram ricos e numerosos. Controlavam o rio Missouri desde o Missouri até a Dakota do Sul. Em 1804 perderam muitos membros da tribo por causa da varíola. Essa devastação destruiu a história cultural da tribo. Muitos dos contadores de história, mulheres curandeiras, líderes espirituais e mestres artesãos morreram por causa da doença. Quando os mercadores de peles chegaram, a cultura já estava totalmente desorganizada.

Renée descende da filha de um cacique Omaha e de uma francesa mercadora de peles. Os mercadores se casavam nas tribos, para consolidar suas relações com os líderes tribais. Além disso, a novas esposas falavam muitas línguas locais e podiam atuar como tradutoras.

Os pais de Renée eram ativistas na comunidade de Lincoln e faziam parte do Movimento Ameríndio. Dennis Banks, Russell Means e muitos outros líderes jantaram na casa de sua família. Quando era menina, seus pais a levaram a Wounded Knee. "Desde criança, percebia que faria um trabalho importante. Não fui feita para pequenas coisas", disse-me ela.

Renée estudava sobre cultura desde criança. Aprendeu sobre sua tribo nas celebrações anuais do solstício e do equinócio. Nesses eventos, percebia que as pessoas se referiam às cerimônias ancestrais, mas não sabiam como reproduzi-las. Decidiu que estudaria a história da tribo e das cerimônias e depois ensinaria aos outros.

Aos dezoito anos, Renée mudou-se de Lincoln para uma Reserva Omaha, próximo a Macy. No início, não estava habituada aos modos da reserva, mas terminou amando. Sentia-se em casa naquele lugar. Depois que se formou na universidade, ensinou às crianças Omaha sua história, suas cerimônias e sua língua.

Renée casou-se com um homem da tribo Lakota Sioux. Tornou-se a protetora da água. Participava das cerimônias de purificação e recebeu sua primeira pena de águia. Acabou se tornando uma guerreira oficial da tribo e, hoje, lidera cerimônias da água e planeja gincanas para adolescentes.

Construiu projetos de contação de histórias. "Quando trabalho, a energia pulsa no meu corpo. Sei que estou operando num terreno sagrado", ela me disse.

Todas as mulheres neste capítulo encontraram formas de se conectarem e serem úteis. São idosas felizes que acordam de manhã com um propósito que o dinheiro não pode comprar. Descobriram o antídoto para a aflição. Quando nos organizamos e trabalhamos juntas, temos o poder de mudar o mundo. Não importa quem somos, ou onde estamos, somos necessárias. Quando atuamos pelo bem, descobrimos nosso poder e assumimos uma vida mais autêntica e conectada.

12. Construindo belas narrativas

"Algumas histórias são navios naufragados, e muitas de nós afundamos com estes navios, mesmo quando os coletes salva-vidas balançam à nossa volta... Pensamos que contamos histórias, mas são as histórias muitas vezes que nos contam e nos dizem para amar ou odiar, enxergar ou cegar. Várias vezes, muitas vezes, as histórias nos põem selas, cavalgam-nos, chicoteiam-nos para seguirmos adiante, dizem-nos o que fazer e obedecemos, sem questionar."

Rebecca Solnit

"É a memória que dá ao coração o ímpeto, ao cérebro o combustível e impele o milho a se transformar de semente em fruta."

Joy Harjo

Em Austin, Sylvia aprendeu que não tem o controle da vida, mas da história da sua vida. Ela ri quando pensa nos netos dançando hip hop na cozinha ao som da música de Natal, ou vendendo limonada na frente da casa para o pessoal da South by Southwest. Ela agradece por ter tantos agentes de felicidade em sua vida. Chega a acreditar que, na medida em que os netos aplicam sua magia em Lewis, ele conseguirá se sentir feliz novamente. Ela se valoriza como pessoa que desempenha suas obrigações da melhor maneira possível. Até para o caso de sua filha rebelde e viciada em drogas retornar para casa um dia, Sylvia tem uma cama preparada para ela.

Não podemos mudar nosso passado, mas ainda podemos mudar nossas histórias. Não são apenas as longas histórias que influenciam nossa vida, são também as narrativas que contamos a nós mesmos sobre aquela história. Histórias nos permitem fazer com que nossa vida tenha sentido, resolvem nossas contradições onipresentes e nos permitem entender a nós mesmos e as outras pessoas. Elas nos dão o contexto para a compreensão do fluxo de vida que nos envolve o tempo todo.

Não apreendemos o mundo. Nós o construímos com nossos sentidos, memórias e nossas maneiras de formular a experiência.

Às vezes, as histórias mudam abruptamente. Muitas de nós sabemos quem, supostamente, era "bem casada" até acontecer o divórcio. Então, da noite para o dia, a esposa decente e perfeita se transforma numa imbecil egoísta e narcisista. Em algum momento, a maioria de nós vivencia um tipo de tapa na cara quando tenta conciliar as memórias com uma nova história de uma amiga. Por outro lado, a maioria de nós, com o tempo, modifica gradativamente sua própria narrativa.

As histórias funcionais são baseadas na realidade e incluem, em alguma medida, tudo o que aconteceu conosco — nossos erros, arrependimentos e traumas, mas também nossas vitórias, alegrias e momentos de força. Reconhecemos nossos pontos de vista, mas também reconhecemos que os outros enxergam as coisas de maneira diferente.

Fundamentar nossas histórias na realidade é mais difícil do que parece. Ninguém consegue fazer isso completamente. É difícil lembrar dos fatos. Presumimos muitas coisas e tomamos como certas muitas outras. Acreditamos em nossas fantasias, nos entregamos a ilusões reconfortantes e evitamos certezas desagradáveis. Ou, em vez disso, selecionamos desgraças para construir histórias saturadas de problemas e nos afundamos na tristeza. Quando nossas histórias nos deixam tristes, isoladas e impotentes, podemos construir uma outra melhor, não às custas da verdade, mas a serviço da alegria e da gratidão.

Existem meios positivos e misericordiosos para pensarmos sobre os outros e nós mesmas. Trechos inteiros da história podem ser revisitados. Podemos rememorar nossa história com respostas resilientes. Podemos compor narrativas que nos sejam úteis. Até a nossa experiência mais dolorosa pode ser revisitada. Podemos perguntar: "como foi que isso me deixou mais forte?" "O que aprendi com essa experiência?" "Do que sinto orgulho quando olho o meu dia em retrospectiva?"

Devagar, podemos nos educar para pensar em histórias que nos permitam florescer. Aprimoramos nossas aptidões ao olhar as coisas em perspectiva, processar as emoções e nos reconfigurar. As histórias de alegria, generosidade e coragem nos deixam mais poderosas, de um jeito tal que é impossível às narrativas culturalmente estereotipadas.

• • •

Willow conseguiu lidar com a doença de Parkinson de Saul e a sua aposentadoria construindo uma nova história. "Agora, tenho uma nova vida e novas prioridades", disse a si mesma. Sentia imensa ternura e era leal ao marido. Deslocou sua identidade da vida profissional para a capacidade de cuidar de Saul e de si durante os tempos difíceis. "O que nos faria felizes, hoje?", planejava ao acordar.

Sua prioridade era criar bons momentos para ambos. Fazia as comidas favoritas de Saul, massagens nas costas e contava piadas, enquanto o ajudava no banho. Um dia ele riu tanto, que disse: "Pare com isso, senão vou cair." Os dois riram ainda mais.

Deitados na cama, liam o jornal ou jogavam cartas. Esse tempo de moderação terminou sendo surpreendentemente divertido para Willow. Enquanto sua saúde piorava, Saul ia se tornando mais jovial e filosófico. Ela o amava mais e mais a cada dia.

Da mesma forma que Willow, todas nós podemos reconhecer nossa dor e caminhar em direção a algo mais alegre. Podemos focar em nossa capacidade de nos recobrar e lembrar nossas alegrias e tristezas. Podemos construir histórias que nos mostrem que somos amadas, fortes, resilientes, respeitadas, dignas, generosas, misericordiosas e felizes. Todas temos histórias, só precisamos descobri-las.

Histórias de libertação são, não raro, positivas. Os Alcoólicos Anônimos e os Narcóticos Anônimos ajudam pessoas a construírem histórias libertadoras, assim como as igrejas evangélicas, onde as pessoas "renascem". Até a renovação dos votos do casamento pode ser uma história libertadora. A cerimônia pode mostrar que éramos um tipo de pessoa no passado e, agora, somos diferentes e comprometidas com novas pessoas numa nova vida.

São muitas as histórias de reconciliação. A parábola do Filho Pródigo é uma delas, mas há muitas de filhas pródigas e suas mães também. Histórias de reconciliação falam de irmãs que se reencontram, amigas que descobrem formas de perdoar, e outras histórias que dizem respeito a paz e alegria no futuro. Muita gente ficou profundamente tocada ao concluir: "Alguém está precisando de mim."

Para reescrever uma história, precisamos de esforço e imaginação. Podemos acessar a imaginação escrevendo um diário, pintando, ouvindo ou tocando música, ou fazendo arte. Um dos meus aspectos favoritos com relação a escrever é que consigo contar outra história sobre qualquer coisa que aconteça comigo. E, nesta segunda história, posso delinear os acontecimentos com formas mais bonitas e mais felizes. Afinal de contas, o que é a arte, senão uma tentativa de contar uma melhor narrativa?

Algumas de nossas histórias refletem o melhor de nós, enquanto outras induzem ao desânimo, ao medo ou à raiva. Podemos nos fazer perguntas que nos remetam a nossa generosidade, ao nosso trabalho e a nossa força ao longo dos anos. Podemos explorar nossas virtudes não celebradas e nossa capacidade de sobrevivência.

Quando consideramos o ponto de vista dos outros, nossas narrativas ficam mais nítidas, complexas e úteis. Os amigos podem escutar sobre nossos infortúnios e lembrar-nos de outras histórias que já contamos. Quando estamos tristes, é bom lembrar do que já suportamos antes e de que nos resgatamos. Amigos, em geral, podem ser de grande ajuda. Minha amiga Linda escreveu um resumo de sua vida adulta para o aniversário de cinquenta anos de formatura do ensino médio. Quando o marido leu o texto, disse: "Você só descreveu suas perdas e fracassos. Por que não fala do sucesso no trabalho, do seu novo hobby — equitação?"

Quando Emma está sobrecarregada e inquieta, por causa dos muitos compromissos, Chris, seu porto seguro, a abraça bem-humorado para ajudá-la a olhar as coisas sob outro ângulo. Quando ela reclama que Alice a está deixando louca, ele, invariavelmente, responde: "Deixando?" Eles então riem e Emma se sente melhor. Ela sabe que sua situação não é tão trágica, a ponto de não poderem brincar com o assunto.

Kestrel teve alguma dificuldade para construir uma nova narrativa. Sempre havia se protegido com espinhos e plumas. Quando isso não funcionava, medicava sua dor com álcool. Sentia-se sozinha, mas segura no seu espaço intramuros.

No verão em que a mãe foi diagnosticada com câncer, a velha história de Kestrel parou de funcionar. Não se sentia segura e não conseguia mais anestesiar seu medo com bebida alcoólica. De repente, sentiu necessidade de conforto humano e aconchego.

Percebeu que a raiva a havia protegido e o custo foi alto. Perdeu a possibilidade de conexão e até de amor. Amar a mãe não era um grande desafio, mas confiar em Becca de coração a amedrontava quase tanto quanto a raiva que sentia de seu pai.

Diante da oscilação de Kestrel entre a necessidade e o medo, Becca escutava e respeitava seus limites. Uma noite, então, quando as duas estavam conversando ao telefone, Kestrel disse: "Vamos namorar de verdade quando eu voltar."

Ambas riram, e Becca disse: "Fechado!"

De repente, Kestrel tinha uma nova história: "Tenho uma namorada."

• • •

Cerimônias e acontecimentos nos dão a oportunidade de formularmos novas histórias. Nós, mulheres mais velhas, quase sempre temos muitas maneiras de revisitar histórias. Podemos participar de encontros de ex-alunas, casamentos em família, aniversários e bodas. Até funerais e missas são encontros de pessoas que se importavam com alguém em particular.

Muitas de nós achamos que essas ocasiões nos permitem reestruturar nossas narrativas. Quando falamos com os outros sobre as lembranças de nosso passado em comum, descobrimos quantos pontos positivos existem em uma determinada época. Podemos perguntar: "Do que você se lembra sobre a minha família?", "Do que se lembra sobre mim, quando criança?", ou "Quais são suas lembranças da oitava série?"

Podemos planejar e celebrar rituais que sinalizem que estamos nos movimentando numa história diferente. Todo ano, em janeiro, minha nora e eu vamos a um retiro, para ficarmos juntas, e para que possamos sair da história de um ano e ingressar no ano seguinte. Passamos o tempo lendo, em silêncio, ou conversando sobre o ano que passou e o que esperamos acontecer. Nossas conversas nos permitem construir, conscientemente, histórias de cura. Algumas pessoas podem transformar a lavagem de roupa em narrativas fascinantes, enquanto outras podem fazer uma viagem para a Antártica parecer enfadonha. A diferença é a emoção e a motivação. "O rei morreu; a rainha morreu" é um fato. "O rei morreu; a rainha morreu de tristeza" é uma história. As histórias são sempre interpretações de fatos.

Com a idade, podemos nos tornar mais aptas em contar histórias alentadoras. Por exemplo, quando uma amiga é ríspida conosco, a tendência é pensarmos: "o dia dela não está bom". Quando éramos mais jovens, poderíamos ter pensado: "ela não gosta mais de mim". Isto porque a maioria de nós aprendeu a assumir as coisas como pessoais. Nem tudo o que acontece no universo tem a ver conosco.

Como terapeuta, tentei ajudar os pacientes a criarem histórias melhores. Fazia perguntas do tipo: "Quando você demonstrou mais coragem e força do que imaginava ter?", "Como seria a sua vida se estivesse feliz e satisfeita?"

Quando trabalhei com vítimas de trauma, perguntava: "Quando você olha para trás, para a situação terrível que viveu, o que conseguiu fazer e lhe deixou orgulhosa?". Esta pergunta obteve respostas como: "Quando eu estava sendo estuprada, lutei. E depois, chamei a polícia." Ou, "não importa o quanto me senti perdida quando vim para os Estados Unidos, eu tentei ser generosa para as pessoas que encontrei no caminho".

Ao longo dos anos, tive pacientes que quase não tinham histórias para contar. Não se lembravam da infância e não se recordavam de experiências no início da fase adulta. Estimulei-os a falar com qualquer pessoa que se lembrasse deles, quando crianças ou jovens adultos, e perguntassem sobre histórias e informações. Sugeri que visitassem lugares onde moraram ou fossem a lugares que frequentavam. Evocar lembranças através dos sentidos nos ajuda a fazer reconstituições.

Quando os pacientes se concentravam em lembranças sensoriais positivas, quase sempre imaginavam as férias de verão na praia, o aroma da comida da avó, ou o som da música numa rua da cidade. Essas lembranças ajudavam a colocar a dor do passado em outra perspectiva. Lembravam-se de que tinham sido felizes e que as pessoas os amavam.

Toda sensação é evocativa. Algumas podem nos trazer dor e tristeza, mas outras podem evocar alegria. A comida quase sempre ativa nossas memórias. Quando sinto o sabor daquilo que minhas tias costumavam cozinhar, estou saboreando o tempo. Podemos simplesmente nos lembrar de comida. Há trinta anos não faço um café da manhã típico, com carne prensada e molho branco, para meus filhos, mas sinto o gosto agora, enquanto escrevo. Consigo visualizar nossa pequena cozinha com o piso vermelho rachado, e vejo o rosto dos meus caçulas lambuzados de molho. Esta lembrança me faz sorrir.

Recentemente, quando visitei a escola do meu filho e passei pela piscina, onde ele se tornou campeão estadual, conseguia vê-lo, com os óculos de nadador e a sunga azul, de pé sobre o bloco de saída, em posição de atenção. Sentia o cheiro do cloro no ar e me lembrava da adrenalina de excitação de trinta anos atrás. Conseguia ouvir os gritos dos pais e de seus amigos, enquanto Zeke concluía a prova.

Talvez a lembrança mais sugestiva de todos os sentidos seja a auditiva, especialmente se for uma memória musical. Nós nos lembramos de músicas nos períodos tristes e alegres da vida, mas se focarmos na música dos tempos felizes, iremos nos lembrar de acontecimentos que nos fazem sorrir. A pesquisa de Ellen Langer demonstra que, quando as pessoas escutam músicas da sua juventude, não só recuperam a memória daquele tempo, mas também muitas outras memórias. Sua pesquisa também demonstra que podemos melhorar nossa saúde física e mental, ouvindo música de épocas em que fomos felizes.

Às vezes, histórias perduram além da sua "data de validade". Se vivenciamos trauma na infância, provavelmente aprendemos a lidar com a dor de maneira estranha. Negamos, enterramos, ou encenamos para os outros. Nós nos anestesiamos ou machucamos, ou decidimos não acreditar nos outros. Podemos ainda lutar durante toda a vida contra a ansiedade, a depressão, a raiva ou o arrependimento. Não importa a alta qualidade da nossa vida, podemos não nos sentir capazes de nos enxergar como algo diferente de vítimas.

Tive a oportunidade de repensar uma velha narrativa, quando Jim e eu fomos ao Festival Popular das Montanhas Rochosas. Tínhamos passado o verão cuidando dos netos e ajudando minha irmã em três internações hospitalares, um período de reabilitação e várias providências para cuidados em casa e fisioterapia. Ao chegarmos ao Colorado, sabendo das crianças felizes e acomodadas na creche, e de minha irmã temporariamente bem, me senti livre pela primeira vez em muitos meses.

Jim e eu nos divertimos como de costume. Jantamos num restaurante italiano na Pearl Street. Na varanda da nossa cabana de férias, ao lado das Montanhas Flat-Iron, cochilei ao ar livre e adormeci olhando as estrelas. Na sexta-feira, fomos ao festival assistir a seu esplendoroso folclore. Sábado, resolvi tirar o dia para fazer o que me desse vontade.

No final daquela manhã, Jim me deixou na Pearl Street e foi para o festival. Caminhei até um dos meus lugares favoritos, a livraria Boulder, e me perdi em meio aos livros. Mais tarde, fui até o café e restaurante ao lado, sentei-me na parte de fora e pedi um sushi e um copo de vinho. Fiquei observando as pessoas que passavam. Saboreei cada mordida do peixe e cada gole do vinho. Uma hora depois, devagar, iniciei a caminhada de volta para casa. Fazia calor e fiquei feliz por ter uma garrafa de água. No caminho, vi o velho cemitério, por onde Jim e eu havíamos passado durante anos. Estávamos sempre muito ocupados para parar, mas, naquela tarde, eu tinha tempo.

Caminhei pelas vielas, olhando as velhas placas, algumas da década de 1840. Procurei túmulos de mulheres e crianças e li as inscrições nas lápides, muitas das quais traziam a agonia do momento em que foram feitas. Rosa Peterman, que morreu aos dez anos, no dia 6 de maio de 1881, tinha, numa lápide branca, a figura de uma menina mergulhando e as palavras: "Nossa Rosa." Outra lápide reverenciava a memória de dois irmãos, Larry, com quatro anos, três meses e vinte dias, e Roy, com seis meses e vinte dias, que morreram num intervalo de seis dias, em janeiro de 1880. Seu túmulo tinha duas pequenas pombas alçando voo juntas.

Nos cemitérios, sempre me vem o mesmo pensamento: "Eles chegam e partem. Nós chegamos e partimos." Este pensamento me dá a sensação de paz.

Deitei-me na grama entre os túmulos e olhei o céu. Pensei na palavra em japonês que uma amiga me ensinou. "Komorebi", para descrever a maneira como o Sol é filtrado por entre as folhas. Minha primeira lembrança de infância, deitada num edredom sobre a grama, é o Sol dançando nas folhas, no topo de uma árvore. Durante toda a minha vida, procurei aquele padrão de luminosidade e sombra. Naquela tarde, no velho cemitério, a luz do Sol passava e sumia entre os galhos dos olmos e bordos. Mais acima, o céu era azul sarapintado de nuvens, que se juntavam para a chuva da tarde.

Cheguei à nossa cabana no meio da tarde e li até a hora de ir para a cama. Parei, de vez em quando, para saborear algumas frutas frescas e me movimentar entre a varanda da frente e a dos fundos, na medida em que o Sol se movia no céu. Não me lembro de outro dia em que eu estivesse tão feliz.

No dia seguinte, descobri que o que eu havia feito era bem mais do que pensava. Vivenciara algo totalmente novo, embora talvez tivesse experimentado isso antes durante a universidade, ou logo depois, antes de engravidar do meu filho Zeke, que hoje tem quarenta e quatro anos. Desfrutei de um dia inteiro, em que fiz o que tive vontade, me movimentando de forma lenta e silenciosa, em estado genuinamente contemplativo. A partir desta solitude, comecei a construir uma nova história.

A minha narrativa mais comum é de que alguém precisa de mim e eu preciso resgatar essa pessoa. Isso já me levou a concretizar muitas propostas impulsivas de ajuda. E sem dúvida, às vezes, nenhuma ajuda é necessária. Muitas vezes, não disponho de tempo, nem talento, nem da inclinação para ajudar.

Pensando melhor, descobri que, muitas vezes, eu me torno minha pior inimiga, sempre me inscrevendo para o combate, quando, na verdade, quero ficar em casa, cuidando do meu gato e lendo um livro. Ou me magoo, quando realmente quero ver uma amiga, mas não abro espaço para o encontro, pois estou muito ocupada, resolvendo os problemas reais ou imaginários de outras pessoas.

Esta história de ser a salvadora vem de longo tempo, desde quando eu era uma menininha carente que só se via segura se se sentisse útil. Não julgo a menininha. Sua história estava, ainda acredito, bem próxima da realidade. Além do que, em termos de identidade, ser cuidadora não é a pior das escolhas. Essa história me conduziu a uma vida de satisfação profissional. Mas agora, descobri, eu podia escolher entre continuar ou não aquela história da "Mariazinha".

Senti-me um pouco abalada com a ideia de fazer mudanças relevantes de vida. Talvez fosse melhor aceitar-me como sou. No entanto, uma parte de mim gritava "eu me rendo" ao pensar numa vida inteira tomada por uma necessidade contínua de ser útil. E se eu simplesmente parasse de tentar ser heroica todos os dias da minha vida? E se eu perdesse minha constante vigilância com relação às necessidades dos outros, hábito que adquiri por ser a irmã mais velha, numa família de pais ausentes? Será que eu poderia deixar esse hábito que já não era mais funcional e simplesmente estar presente? Será que eu poderia me envolver em situações, deixando de lado expectativas a respeito de como os outros deveriam ser? Por alguns minutos de cada vez, será que eu poderia levar uma vida sem um objetivo?

Naturalmente, essas perguntas conduziram a novas histórias sobre as férias, retiros e workshops sobre escrita criativa, ou sobre acordar descansada e com prazer, escolhendo como passar o dia. Esses pensamentos fizeram-me sorrir. Aquele dia no Colorado me mostrou como poderia ser bom cuidar de mim.

Com determinação, talvez eu possa viver essa narrativa de mais amor próprio. Não o tempo inteiro, claro. Minha necessidade de salvar o mundo sozinha irá retornar. Até mesmo o ato de escrever livros advém dessa profunda necessidade de ser útil, mas amo o processo de escrita e, na verdade, se eu não exagerar, gosto de fazer com que as pessoas se sintam amadas, seguras e confortáveis. Mas talvez eu consiga me proteger mais quando quiser ser. Talvez eu tenha aprendido a me dar um espaço de manobra.

Mary Oliver disse: "Acho que foi uma infância muito ruim para todos, todos os membros da família, inclusive eu. Consegui escapar, por um fio. Com anos de problema." Especialmente para mulheres, que foram abusadas sexual, física e emocionalmente, as cicatrizes internas continuam a latejar. Algumas de nós tiveram pais alcoólatras, mentalmente doentes, ou física e emocionalmente ausentes. Mesmo que hoje estejamos bem, iremos carregar essa herança.

Quando vivenciamos um acontecimento triste, a reação natural é a dor. A primeira flechada é o acontecimento. Nossas reações prolongadas ao acontecimento são as segundas flechadas. É natural que precisemos de tempo para recuperação. Mas tornamos as coisas mais difíceis quando nos criticamos e nos sentimos culpadas e envergonhadas. Em vez disso, podemos trabalhar e modificar as emoções da segunda flechada. Podemos ter a coragem de aceitar nosso sofrimento e a capacidade de ir além. Podemos nos perdoar e relevar os atos dos que estão à nossa volta.

Esta pode ser a coisa mais importante — aprender a nos conceder perdão. Perdoar-nos, aceitar nossa dor, nossos erros e nossa vulnerabilidade, e, de alguma forma, amar-nos e amar nossa vida. A maioria de nós progride nesta área; todas nós podemos fazer mais. Somente depois de nos perdoarmos é que podemos estender o perdão aos outros.

Uma amiga me contou sobre uma artista que caminhava pelas praias, coletando restos de madeira de casas e lojas destruídas pelo furacão Sandy. Muitos desses fragmentos eram pequenos e estavam muito estragados. Ela pegava esses pedaços de madeira e com eles fez obras de arte, como numa colcha de retalhos, que hoje estão em galerias e residências. Esta é uma metáfora perfeita do que podemos fazer com um naufrágio.

Os trágicos eventos de nossa vida podem nunca mais deixar de nos causar tristeza. A lembrança dos amigos e familiares que partiram pode continuar a machucar nosso coração. Aniversários, festas e comemorações podem ser tristes e solitários. Se sofremos um trauma no passado, pode ser que vivenciemos ecos dessa experiência. Mas com motivação e força de vontade, mesmo a maior tristeza, diminui com o tempo.

Enquanto isso, algumas pequenas tragédias podem se tornar ridículas. Todas temos histórias de férias terríveis, que se transformam nas mais engraçadas lembranças, para contarmos em festas. Ou vivenciamos momentos desconcertantes, que hoje fazem parte de uma lista, quando queremos provocar risos. A infelicidade adora companhia, e, quando rimos juntos dos nossos fracassos e das nossas gafes, podemos transformar a tragédia em comédia.

Boas histórias constroem boas vidas. Quando estamos sós, podemos nos lembrar dos momentos agradáveis junto de pessoas queridas; de um pôr do sol espetacular; de um aniversário especial, quando ouvimos coisas importantes dos outros a nosso respeito. Quando reexaminamos nossas histórias com foco na lucidez, aceitação e resiliência, aumentamos nossa autoconfiança e alegria. Nossas histórias, se consideradas com cuidado, nos permitem curar a dor do passado e nos permitem viver com vigor o presente.

Poderíamos definir a sabedoria como a capacidade de selecionar, com habilidade, nossas narrativas. Quando assim fazemos, experimentamos uma vida repleta de significados. Todo evento do presente ecoa as décadas de eventos passados. Podemos agradecer por tudo que nos conduziu ao momento que estamos habitando. Assim a vida se torna sagrada. Santificada pela história.

13. Ancorando na gratidão

"Havia, em todos os seres vivos, alguma coisa límpida e alegre — como o cantar matutino e úmido dos pássaros, voando na atmosfera imaculada."

Willa Cather

"Agradeça pelas bênçãos desconhecidas que já estão a caminho."

Oração indígena

Na escola, lutei para vencer o romance de Boris Pasternak, *Doutor Jivago*. Este livro tinha um enorme elenco de personagens e parecia impossível não confundir os longos nomes russos. Mas tomei nota de todos e dos apelidos e, por fim, *Doutor Jivago* me encantou. Sublinhei trechos em quase todas as páginas e escrevi inúmeras citações, para decorar.

Nos últimos anos, venho relendo meus clássicos favoritos, a maioria dos quais li há décadas. Quando reli o livro de Pasternak, no ano passado, compreendi que havia sido determinante na forma como vivi.

Dr. Jivago era um bom homem, num momento e num lugar terríveis. Tentou ser generoso com todos e oferecer esperança aos outros, independentemente das circunstâncias. Tinha paixão e amor pelo mundo, em especial a família, os livros e a natureza. Inundava-se de gratidão diante de qualquer generosidade que lhe fosse concedida. Mas, o mais importante, em termos de sua influência sobre mim, foi que sempre buscava a beleza.

Quando foi jogado no vagão frio de um trem, faminto e exausto, ao voltar do *front* para casa, durante a Primeira Guerra Mundial, ele se concentrou no aroma de tílias em botão. No final, quando lentamente cruzava Moscou para uma consulta médica, sofreu um infarto, com o olhar concentrado no vestido roxo de uma mulher que caminhava na calçada.

Aprendi com Pasternak que sempre podemos criar um momento em que somos inundados pela beleza e que nos tempos mais difíceis o mais importante é buscar esse tipo de momento. Essa descoberta salvou-me várias vezes, e tornou-se uma parte importante da pessoa que sou. É talvez minha melhor ferramenta para suportar dificuldades.

Na medida em que envelhecemos, tendemos a aperfeiçoar nossa capacidade de perdoar. Por intermédio do aprendizado, por tentativa e erro, sabemos que se nos concentrarmos no que é bom e positivo, podemos nos enxergar como pessoas de sorte. Por outro lado, se enfatizamos a tristeza, dores passadas, arrependimentos e decepções, podemos nos sentir miseráveis e destituídos de sorte. Provavelmente, passamos por acontecimentos tristes que nos conduziram à gratidão, como meio de sobrevivência psíquica.

A gratidão é uma habilidade que pode ser aperfeiçoada com a prática. Até mesmo durante as piores provações, podemos aprender a buscar coisas para apreciar e desfrutar. Não quero dizer que conseguimos exercer a gratidão a todo momento. Isto seria uma demanda irreal sobre nós mesmas. Ser grata não é uma injunção moral, mas um hábito saudável que podemos aprender a adotar com maior frequência.

• • •

Não é possível atuar bem em resposta a todas as situações especiais. Certa manhã, Emma acordou muito gripada e com uma infecção ocular. Lá fora, um nevoeiro denso cobria o jardim e as árvores. "Estou no mesmo nevoeiro denso que vejo lá fora", pensou ela.

Chris veio ver se ela estava bem e ela reclamou: "Não, não, não."

Ele se ofereceu para lhe massagear as costas ou fazer um chá quente, e ela sacudiu a cabeça. Ele perguntou se ela queria que ele tirasse o dia de folga do trabalho, e ela disse: "Só me deixe sozinha. Dói falar." Ele tentou beijá-la ao se despedir, mas foi afastado.

Tudo doía e Emma mal conseguia pensar. Sentia-se tão mal que, estupidamente, desejou a morte. Naquela manhã, o mundo inteiro tinha a cor do cimento.

De maneira sensata, Emma permitiu-se não ser grata e generosa, e apenas ficar deitada, reclamando. Mas, na manhã seguinte, quando se sentiu melhor, fez um esforço para se lembrar daquilo que era bom na sua vida. Quando Chris lhe trouxe o chá, ela desfrutou do calor e do gosto de menta. Beijou o marido, mordiscou sua orelha, ele riu, e ela riu também.

• • •

O Dr. Robert Emmons, da Universidade da Califórnia, em Davis, trabalhava com pacientes transplantados. No seu estudo, dois grupos tiveram que registrar seus sentimentos com relação à vida. Um grupo recebeu a instrução de adicionar uma lista diária de cinco coisas pelas quais os pacientes eram gratos. Depois de vinte e um dias, o grupo, que fazia a lista privilegiando a gratidão, aprimorara sua pontuação com relação às referências de adaptação positiva e bem-estar. Por outro lado, ambas as referências haviam caído para aqueles a quem não foi solicitada a lista das coisas pelas quais eram gratos.

A gratidão não está relacionada com a circunstância. Na verdade, na minha própria experiência, as mulheres menos afortunadas tendem a ser as que mais valorizam a gratidão. A mãe de Muriel é um exemplo disso.

Muriel atravessou o país para ficar com a mãe, que estava morrendo numa Unidade de Terapia Intensiva. Dormia quase o tempo todo e não sentia dor. A respiração era difícil e já não conseguia comer ou beber sozinha. Muriel passava a maior parte dos dias sentada, segurando a mão da mãe, pensando na sua longa e triste história.

A mãe ficou órfã ainda jovem e trabalhou como empregada doméstica desde o início da adolescência. Mais tarde, casou-se com um homem abusivo, que a abandonou depois do nascimento da terceira criança. Tendo estudado até a oitava série, ganhava a vida limpando quartos de hotel e cozinhando em restaurantes pés-sujos.

Muriel queria ter tido tempo e dinheiro para levar a mãe para passar férias na praia. Tentou, sem sucesso, lembrar de algum luxo de que a mãe tivesse um dia desfrutado. Conseguia apenas se lembrar dos recitais de dança havia cinquenta anos. A mãe adorava os recitais. Nesse momento, ela acordou, colocou as mãos no rosto de Muriel e puxou-a para si — olho no olho. Disse então para a filha: "Tive uma vida maravilhosa. Lembre-se disso."

Em seguida, caiu sobre o travesseiro, adormecida e, na manhã seguinte, morreu. Muriel entendeu que a mãe condensou tudo o que conhecia da vida naquela frase. Decidiu que a guardaria no coração e se esforçaria para viver com mais gratidão.

Muitas mulheres que conheço cultivam ativamente a gratidão. Margie sempre envia e-mails às amigas para falar das coisas de que desfrutou e que apreciou ao longo do dia. Gretchen tem um diário da gratidão, onde anota as coisas que a encantam. Algumas de nós fazem aposta para ver quem tem a lista de gratidão maior, no fim do dia.

Podemos nos lembrar, cada manhã, que temos a dádiva da vida e temos que prestar atenção àquilo que é amor, afeto ou beleza.

Podemos rezar antes das refeições, simplesmente para agradecer ao universo por nos dar o pão e a fruta.

Minha antiga editora é invadida de gratidão sempre que entra numa galeria de arte, pois o que ali está é sagrado e a leva a pensar no melhor que os humanos oferecem uns aos outros. O canto dos pássaros é o meu sino do templo. Tento me lembrar de respirar profundamente e desfrutar o que está ao meu redor sempre que ouço os trinados.

Quando desfrutamos das pequenas dádivas, somos sábias. Dizem que, certa feita, a grande e extasiante abadessa beneditina Hildegard von Bingen ficou tão grata pela dádiva de uma sardinha, que chorou.

Ironicamente, a tragédia quase sempre lança as pessoas no caminho da gratidão, enquanto a sorte constante pode, na verdade, tornar difícil esse sentimento. Pessoas privilegiadas podem se habituar com o conforto e a vida fácil. Pequenos problemas engendram grandes queixas. Por exemplo, "oh, não, o horário do meu voo para Paris mudou e agora tenho quatro horas de escala em Chicago", ou "o jardineiro não pode vir antes da próxima semana e nada estará arrumado para a festa".

No entanto, quando perdemos alguém que amamos, nossa salvação é lembrar com gratidão as alegrias daquele relacionamento. Sentimos gratidão, não apesar dos problemas, mas por causa deles. Por exemplo, minha amiga Jan estava me contando sobre a saudade que sente dos netos que moram longe. De repente, parou e suspirou. Sacudiu a dor, no meio da frase, dizendo: "A vida é tão complicada, mas tão boa."

Num evento musical numa igreja luterana, observei uma mulher idosa, numa cadeira de rodas elétrica. Ela usava uma cinta de corpo inteiro, uma blusa roxa, saia estampada e meias brancas. Apesar das óbvias dificuldades, sorria, enquanto balançava o corpo, dançando na cadeira e cantando em voz alta "você é a minha luz".

Minha vizinha recém-viúva buscava alegria e gratidão, visitando uma pet shop. Ficava ali admirando os filhotes de furões brincando, e se deleitava com os movimentos relaxantes dos peixes coloridos. Às vezes, segurava no braço um gatinho que estava à espera de adoção. Quando saía da loja, sempre se sentia feliz por estar viva, num mundo tão doce.

Reconhecer nossa própria satisfação é uma capacidade subvalorizada. A paixão e o entusiasmo intensos prendem nossa atenção, mas a satisfação sussurra de formas imperceptíveis. Na verdade, a satisfação é o alicerce de uma vida feliz. Quando estamos contentes, podemos dizer: "Veja como isto é bom."

Vicki Robin escreveu: "Precisamos diminuir o ritmo para acelerar a sabedoria." "Diminuir o ritmo", aconselha meu irmão Jake, dizendo: "Quanto mais devagar você anda, mais enxerga. Quando se abre mão da correria, abre-se espaço para o tempo."

Participei de um retiro silencioso, onde mastigávamos cada garfada pelo menos trinta vezes, antes de engolir. Naquele final de semana, mastigar era uma tarefa tão difícil, que eu saía da mesa com fome. Todavia, terminei descobrindo que gostava da comida meio sem tempero do monastério. Enfim, acabei tendo tempo para perceber e apreciar cada sabor. Sempre havia detestado aveia, mas me vi aguardando com satisfação minha tigelinha de mingau de aveia, pensando: "Quem poderia imaginar que mingau de aveia fosse tão prazeroso e saboroso?"

A partir desse retiro, aprendi que fazer as coisas com lentidão e atenção permite que as desfrutemos mais. O tempo se expande, os sentidos despertam e tudo parece mais espaçoso e livre. Desde então, quando como um pedaço de chocolate ou bebo uma xícara de um bom café, tento observar o quanto gosto.

Todos nós podemos nos ver sintonizados em "modo avião", flutuando sem prestar atenção às coisas ao redor. Mas se aprendermos a despertar e saborear a vida, o presente pode ser uma grande alegria.

Ontem, participei do funeral de uma grande amiga. Mais tarde, trabalhei no jardim, onde as roseiras explodiam em botões. No canteiro de flores, as papoulas vermelhas me cumprimentavam. Examinei os tomates e colhi manjericão para fazer molho pesto. E, quando o Sol se pôs, uma cotovia cantou, pousada numa árvore. O último raio de Sol iluminou-lhe o peito amarelo, como se anunciasse: "Estamos vivas. Agradeça."

Sally teve uma vida mais difícil do que a maioria de nós. Vem de uma família complicada, muito pobre, com perdas e problemas de saúde. Administra sua dor crônica e, com frequência, está doente. Mesmo assim, exala gratidão.

As pessoas mais animadas que já conheci foram as que haviam tido as experiências mais difíceis. Lembro-me de Alma, no meu livro *Another Country* [Outro país]. Ela cuidava da filha de sessenta anos, que, desde o nascimento, sofria de lesão cerebral e nunca havia conseguido andar, falar ou comer por conta própria. Alma era a única pessoa que conheci que conseguia me animar e ficar contente quando eu buzinava e ficava sem graça. Ela sempre fazia festas em casa, pois a filha não podia sair: recebia tanta gente que era difícil eu me acomodar durante as minhas entrevistas. Sempre me sentia melhor quando saía de sua casa. Ela conseguia me fazer rir quando ninguém mais conseguia.

Um dia, quando cheguei para uma entrevista, Sally me saudou na porta, em sua cadeira de rodas. Deu-me um grande abraço e me convidou para irmos para a cozinha beber um chá. Ela tem cabelos pretos ondulados, sardas e um sorriso doce. Devido à sua fraqueza dos braços, servi o chá e levei o bule à mesa. Ela me disse que estava contente com a nossa entrevista. "Envelhecer é um prazer tão grande!", disse.

A casa de Sally é pequena e antiga, numa rua cheia de árvores, e tem muitos livros, quadros e música. Ela ouve música soul no rádio e mantém dois livros de culinária sobre a mesa. Tomou o chá, numa velha xícara de porcelana, com o açucareiro antigo de prata ao lado. Sally tinha acabado de assar um pão, que serviu com manteiga irlandesa. Piscou e disse: "Consigo bancar o luxo da manteiga irlandesa."

O filho, Sean, está no Colorado apoiando um candidato ao Senado. É um rapaz robusto e falante, que trabalhava como guarda num presídio e organizador comunitário. Sempre me vejo surpresa quando o encontro na casa de Sally, por causa da combinação de aspereza, inteligência, palavrões e generosidade.

Sally vive de sua aposentadoria e da pensão por deficiência. Disse-me que se sentia em sua nona vida, depois da recente experiência de quase ter morrido, alguns meses atrás. Na ocasião, sua taxa de hemoglobina baixou precipitadamente e ela foi internada na unidade de terapia intensiva. Quando nos encontramos, ela estava se recuperando da crise, embora tivesse tido muitas outras, incluindo uma septicemia grave. O episódio não apenas quase a matou, como deixou seu corpo paralisado da cintura para baixo.

Depois de um longo período de hospitalização, Sally morou durante alguns meses numa casa para idosos, numa cidadezinha perto de Lincoln. Ficou isolada, sem receber o cuidado adequado. Sentia tanta dor que sequer conseguia enrolar-se no xale "tecido com teias de aranha". Tinha certeza de que iria morrer naquele lugar, mas foi resgatada pela enfermeira-defensora, que conseguiu transferi-la para um hospital, de forma a possibilitar melhores cuidados.

Por fim, Sally conseguiu voltar a Lincoln. As amigas ajudavam-na a fazer as tarefas que ela não podia fazer, e Sean, que então estava na universidade, voltou para casa para cuidar da mãe. Ficou com ela por mais de um ano.

Antes de seus problemas de saúde, Sally havia tido uma vida movimentada. Gostava de fazer viagens internacionais, tinha se casado três vezes, e exerceu várias funções — foi dona de restaurante, professora e escritora. Ganhou vários prêmios literários e foi ativista comunitária. Recentemente, escreveu a história do Sindicato dos Agricultores do

Nebrasca. Agora, no ritmo de um passo de cada vez, está organizando sua vida. Busca assessoria de funcionários do governo sobre algumas de suas especialidades profissionais: agricultura, desenvolvimento rural e mudança climática global.

Sally tem o dom da positividade. Mesmo suas deficiências podem ser convertidas em brilhantes narrativas. "Gosto dos desafios de aprender novas maneiras de fazer as coisas. É uma forma criativa de solucionar problemas. Com relação à minha vida, tenho o necessário. Nunca serei rica, mas comparada àqueles que, no mundo inteiro, vivem com dois dólares por dia, sou milionária", diz ela.

Sally tinha sessenta e quatro anos e, quando lhe perguntei se ela se enxergava como velha, disse: "Sim. Quando me olho no espelho, vejo minha avó. Mas não me incomodo, porque eu a amava."

Contou-me que havia adquirido muitas ferramentas de sobrevivência. Era mais empática, mas conseguia limitar as linhas divisórias entre ela e os outros, para se proteger. Segundo ela, "sei a diferença entre mim e você".

Era honesta consigo mesma. "Eu costumava não saber como lidar com o conflito entre os desejos e as necessidades, mas hoje consigo viver na complexidade," explicou.

"Sou flexível. Não entro em pânico quando as coisas não dão certo." Ela atribuía essa característica à sua natureza, mas também aos programas dos doze passos para filhos de alcoólatras dos quais participou. Sua mãe era alcoólatra e, já adulta, Sally beneficiou-se ao falar sobre os efeitos do vício em sua infância.

Ela não tem medo de morrer. Esteve perto da morte tantas vezes que sabe que, na medida em que as pessoas se aproximam da morte, estão muito doentes e infelizes para se preocuparem com isso. Acredita que o que mais tememos é aquilo que ela chama de "desmembramento psíquico", que é a perda da nossa identidade, nossa maneira de pensar e nosso senso de individualidade.

Lembrava-se de um sonho que teve aos nove anos de idade: uma tia, que havia morrido de infarto, apareceu-lhe e disse que as pessoas têm mais medo de serem esquecidas do que de morrer. Mas a tia disse também que as pessoas não são esquecidas. Suas vidas são como um tecido florido que, aos poucos, desbota. O padrão de suas vidas permanece em todas as pessoas sobre as quais tiveram influência.

Sally ajudou o próprio pai em seu processo de morte e se certificou de que ele sentisse pouca dor. Minutos antes de ele morrer, ela e sua irmã adotiva estavam sentadas ao lado do pai, conversando sobre um velho amigo da família. Naquele momento, o pai parecia estar em coma e elas não pensavam que estivesse escutando. As duas tentavam lembrar o nome deste velho amigo quando o pai pronunciou o nome. Ele morreu em paz, em seguida. Sally disse que depois do ocorrido, passou a assumir que pessoas em estado de coma conseguem ouvir e, uma vez em presença destas, ela fazia questão de ser positiva e afetuosa.

Contou-me sobre uma de suas experiências de proximidade com a morte. Sentia-se envergonhada porque parecia algo saído de uma revista. Quando Sally esteve próxima da morte, viu luzes e a sombra de pessoas conhecidas que haviam morrido. Quando foi ressuscitada, ficou irritada, pois, "estar quase morta foi uma das experiências mais interessantes que já tive".

Mesmo assim, ela ainda não tem certeza sobre o que acontece depois que morremos. Acredita que viemos de um grande oceano e a ele retornaremos. Estamos conectados a tudo, para sempre. Matéria e energia nunca se perdem. Riu e disse: "Não tenho certeza se seremos ondas ou partículas, mas de uma forma ou de outra prosseguiremos."

A ideia de Sally sobre como gostaria de ser enterrada combina com sua personalidade excêntrica. Conforme é o costume de certos povos indígenas na nossa região, ela gostaria de um funeral a céu aberto, no telhado de sua casa, de forma que os urubus na vizinhança possam fazer um banquete em sua homenagem. Mas ela e o filho concordaram que os vizinhos podem não gostar da ideia. A segunda opção era a de simplesmente ser enterrada junto a uma árvore no quintal, mas isso é ilegal. Portanto, provavelmente, ela será cremada.

No dia da nossa entrevista, o céu estava azul, as flores desabrochavam e a grama estava verde-esmeralda, depois da recente chuva. Sally sentia-se saudável. "Quando estou ao ar livre, fico feliz por estar viva", exclamou. Mencionou a minhoca, que viu pela manhã sobre uma planta, e a observou esgueirando-se, apressada, para dentro da grama. Riu. "Fazia parte da natureza daquela minhoca ser flexível, assim como da minha."

Sally é excessivamente generosa, e a maioria de nós não chega a sua altura celeste no quesito gratidão. No entanto, sorte minha de a ter encontrado. Ainda leva uma vida movimentada. Ajudou-me a ver meus problemas em perspectiva. Se ela consegue ser alegre, carregando o fardo que carrega, então, com certeza, eu também posso tentar ser grata e alegre.

Nossa verdadeira herança

Thich Nhat Hanh

O cosmos está repleto de pedras preciosas.
Quero ofertar um punhado delas a você, nesta manhã.
Cada momento em que você está viva é uma dessas pedras,
reluzindo e trazendo dentro de si a terra e o céu,
a água e as nuvens.

É preciso que você respire suavemente,
para que o milagre se revele.
De repente, você ouve os pássaros cantando,
as árvores farfalhando,
vê as flores desabrochando,
o céu azul,
as nuvens brancas,
o sorriso e o semblante maravilhoso
do seu ser amado.

Você, a pessoa mais rica na Terra,
que tem andado por aí mendigando uma morada,
pare de ser uma criança carente.
Volte e exija sua herança.
Precisamos desfrutar da felicidade
e oferecê-la a todos.
Aprecie este momento.
Livre-se do fluxo do sofrimento
e abrace a vida integralmente nos seus braços.

AS PESSOAS
NO BARCO

14. Companheiras de viagem

"Senti-me acolhida, conversando com você."
Emily Dickinson

"Cada amiga representa um mundo dentro de nós, um mundo que, provavelmente, só surgiu com a chegada da amiga, e é somente a partir deste encontro que nasce um novo mundo."
Anaïs Nin

Há mais de trinta anos, Emma e suas amigas da Universidade do Colorado acampavam num parque estadual para celebrar o solstício de verão. Levavam vinho, queijo e pão artesanal e, quando o dia escurecia, faziam uma fogueira e cantavam em torno dela. Dormiam em pequenas barracas, sob os pinheiros e as estrelas.

Durante essas viagens, compartilhavam suas provações e vitórias durante o ano. Falavam de suas lutas internas, suas crenças espirituais e de suas reflexões mais profundas. A conversa era uma forma de terapia. Educavam, inspiravam e curavam umas às outras.

No ano passado, Soledad contou ao grupo que havia recebido o diagnóstico de lúpus e que o marido tinha câncer terminal no rim. As mulheres ouviam em silêncio as explicações sobre a provável progressão de ambas as doenças. Soledad estava tão perturbada que tremia. A voz falhava. Emma sentou-se junto a ela e envolveu-a com os braços.

Quando Soledad parou de chorar, Emma sugeriu que o grupo fizesse uma cerimônia de cura. Todas, exceto Soledad, se espalharam em volta do lago à procura de objetos de cura. Minutos depois, voltaram e se reuniram num círculo com Soledad. Cada uma explicou seu presente.

"Esta flor do campo significa a beleza que irá sustentar você em qualquer circunstância", disse Emma.

"Este quartzo é a resistência que você precisará ter para enfrentar os dias difíceis que virão", disse Lynette.

Depois de ofertarem seus presentes, olharam nos olhos de Soledad, colocaram as mãos sobre os ombros da amiga e emitiram energias de cura para ela. Emma sugeriu que, diante de todos seus problemas, Soledad precisava de um novo nome. Batizou-a como *Coragem*.

Esta cerimônia ajudou a todas as amigas. Soledad recebeu presentes de cura e um novo nome, que continuaria a lhe dar força. Todas as mulheres perceberam que o grupo estaria ao seu lado quando fosse sua vez de passar por dificuldades. Emma, em silêncio, pensou: "Só as mulheres da nossa idade têm a sabedoria de realizar essas cerimônias para as outras. Não teríamos feito isso, há vinte anos."

• • •

As mulheres sempre trabalharam juntas. Há pelo menos duzentos mil anos criávamos nossos filhos, buscávamos alimento e água junto com as outras mulheres do nosso clã. Enquanto embalávamos nossos bebês, cantávamos juntas e, quando os parentes morriam, chorávamos juntas. Conversávamos à beira das fogueiras do acampamento e ouvíamos os pássaros anunciarem o raiar do dia. Na medida em que envelhecíamos, ajudávamos nas tarefas com os netos e orientávamos as atividades dos membros mais jovens das nossas tribos.

Ainda gostamos de estar com as amigas, mas no século XXI isso exige planejamento e empenho. Quase sempre, moramos longe umas das outras e temos dificuldade em encontrar tempo para nos reunir. Nossa cultura não nos ensina que as amizades têm alta prioridade e que, especialmente quando envelhecemos, são elas que nos dão equilíbrio.

Mas, um por um, descobrimos os tesouros das nossas amigas. Tantas coisas que não precisam ser ditas. Podemos expressar emoções complicadas e multifacetadas com uma expressão, um olhar, ou um sorriso. Minha amiga brinca sobre quantas conversas podem ser descritas como "falar e esperar a chance de falar novamente." Isto não se aplica aos papos com minhas amigas.

Tive amigas íntimas no ensino médio, mas descobri minha melhor amiga na faculdade. Quando cheguei à Universidade de Kansas, no verão de 1965, conheci minha colega de quarto, Janice. Era baixinha, cabelos e olhos escuros e vibrava de curiosidade. Vinha de uma família de operários na cidade de Kansas e o pai não queria que ela fosse para a universidade. Era a primeira menina que tinha lido Tolstói, Pasternak e Dostoiévski. Conseguia recitar poemas de Blake e Whitman.

Embora fôssemos ambas tímidas em público, falávamos muito quando estávamos sozinhas. Atravessamos a madrugada conversando sobre nossas ideias, sobre a vida, na primeira noite em que nos vimos no quarto que dividíamos. Depois de oito horas de papo, concluí que minha vida seria diferente. Compreendi que eu não era a única pessoa no mundo com as minhas características.

Durante toda a minha vida adulta fui nutrida com o sentimento de grande afeição das minhas amigas, muitas das quais mantenho estreita ligação faz décadas. Saímos para caminhar, temos longas conversas ao telefone e nos contatamos diariamente. Não consigo imaginar o que seria de mim sem elas hoje.

Muitas de nós tiveram amigas quando crianças. Temos nossas amiguinhas do ensino médio, as amigas confidentes na faculdade e as amigas com quem saímos nos momentos de lazer. Algumas de nós são mais introvertidas ou se mudaram com frequência de cidade e têm apenas uma ou duas amigas mais próximas. No entanto, não importa o número, quando chegamos aos sessenta e setenta anos, damos mais valor às amigas. Se temos filhos, eles já estão crescidos; se temos carreiras, elas estão chegando ao fim; mas, com sorte, nossas amigas estão por perto e temos tempo para nos visitar. Elas nos ajudam a olhar as coisas em perspectiva e chegam até a fazer brincadeiras com nossos problemas. Oferecem, graciosamente, sua companhia, compreensão e o conforto de que precisamos.

Mesmo que sejamos as cuidadoras que confortam nas relações familiares, ainda assim, teremos nossas próprias amigas que cuidam de nós. A riqueza e a alegria dessas relações não podem ser descritas em palavras. Podemos definir riqueza, para as mulheres da nossa idade, em termos do tempo da amizade.

Não importa nossa idade, podemos escolher amigas que nos permitam crescer e nos sentir bem em sua presença. Podemos passar o tempo com mulheres cujos valores respeitamos. Sempre estabeleci diferença entre amigas do coração e amigas de estrada — aproximadas pelas circunstâncias. Amigas de estrada podem ser mães que conhecemos no grupo de maternagem, colegas de trabalho, ou alguém que reconhecemos estar em situação similar à nossa em alguma fase da vida. Evidentemente, às vezes, mulheres que foram nossas amigas de estrada terminam se transformando em amigas do coração. Por outro lado, almas gêmeas podem se tornar íntimas da noite para o dia. Conheço duas mulheres que se conheceram num retiro e, ao final da experiência, trocaram informações de contato e concordaram em planejar um encontro. São amigas desde então.

Amizade, realmente, não é um substantivo, mas um verbo. As relações, de qualquer tipo exigem atenção, energia e tempo. Se não forem alimentadas, perdem seu valor. Quando nos encontramos entre amigas, estamos sempre "amizadeando". Isto é, estamos escutando, compartilhando experiências, rindo, consolando umas às outras e usufruindo o momento. Estamos dizendo às amigas que gostamos delas e as consideramos. Enquanto escrevo isto, penso em Louise, que sempre leva docinhos para as amigas nos dias em que fazem biopsia ou outros tipos de cirurgia; penso também em Gretchen, que assina nos seus e-mails: "Obrigada por gostar de mim."

Mulheres se destacam nas conversas sobre problemas, pois sabemos escutar e ter empatia. Sabemos responder rapidamente às emergências de saúde mental. Não precisamos esconder nossa dor, nossos lapsos ou comportamentos erráticos. Podemos cometer erros sem nos sentirmos sob sério risco.

Amigas ajudam-nos a definir quem somos. Acabamos compartilhando gostos musicais, livros, diversões e comidas. Ensinamo-nos mútua e continuamente sobre o funcionamento das coisas e nos motivamos a sonhar alto. Com pequenos mimos, elogios e senso de humor, nos estimulamos a criar coragem e seguir adiante.

As amigas lembram-nos de que não há nada tão terrível que não possa ser conversado numa caminhada ou num café. Enquanto escrevo, penso nos passeios que fiz com minha vizinha quando minha mãe morria lentamente no hospital, que ficava a três horas da minha casa. Era uma situação bastante estressante e triste, mas, quando eu estava em casa, depois que a família se recolhia, à noite, Betty e eu saíamos para passear sob as estrelas e eu lhe contava sobre meu sofrimento. Ela escutava compreensiva, mas também fazia brincadeiras com minha tristeza. A princípio, fiquei chocada, mas logo passei a esperar ansiosa pela oportunidade de rir. Depois desses passeios, conseguia dormir à noite.

Carrie é um exemplo de mulher cujos amigos ajudaram a dar a volta por cima. Tinha sessenta e quatro anos quando o marido a deixou para viver com uma aluna. Ao longo do casamento atribulado, Carrie suspeitara de que Bruce estivesse tendo casos, mas estes nunca se mostraram significativos. Apesar dos namoros, Carrie pensava que tivessem um bom casamento. Haviam criado três filhos, desfrutavam dos sete netos, compartilhavam amigos e tinham uma animada vida sexual.

Carrie era uma bela mulher de cabelos longos e pretos. Vestia-se bem e tinha um corpo bonito. Mas, depois de uma curta conversa com o marido numa manhã gelada, ela se sentia à deriva. Sua confiança e senso de invencibilidade desapareceram. Em pouco tempo, engordou dez quilos e bebia vinho aos galões. Chorava tanto que os cantos dos olhos viviam sempre vermelhos.

Felizmente, as muitas amigas de Carrie se mobilizaram solidárias e impediram que ela mergulhasse na tristeza. Uma delas jantava com a amiga todos os dias e o grupo se reunia para o café nas manhãs de sábado. "Vou me dar seis meses para sentir raiva, solidão e medo. Depois, passarei para uma nova fase da vida", disse Carrie.

Durante aqueles seis meses, ela agonizou em torno de questões como: "Onde foi que errei?"; "Por que não vi o que estava acontecendo?"; "Como pude me casar com esse rato?"; "Será que algum dia irei confiar em algum homem novamente?"

Carrie se enfurecia, chorava e se entregava a muitas fantasias de vingança. Preocupava-se com a aparência, com a conta bancária e com sua sanidade mental. Mas conversava com amigas diariamente e passados os seis meses, tal como previra, estava pronta para prosseguir.

Uma noite, por volta da hora do jantar, ela e Elise, amigas havia vinte anos, decidiram plantar uma horta no quintal de Carrie. Era um projeto divertido, que mantinha as duas mulheres ocupadas, lado a lado, durante a maior parte do verão. Quase sempre, no jantar, Carrie sentava-se na varanda do casal de vizinhos ao lado. Mudou a bebida de vinho tinto para chá. Começou a andar de bicicleta e perdeu o "peso do trauma".

Descobriu que o sol, o calor e o verde lhe faziam muito bem. Sentia-se perfeita quando estava ao ar livre, andando de bicicleta, sentada na varanda ou trabalhando na horta. Mas então chegou o inverno. Os pés de tomate ressecaram, as trilhas de bicicleta ficaram congeladas e os vizinhos recolheram-se para dentro de casa.

Ela se movimentava pela casa de três quartos como uma pedra num balde. Pensou no que a ajudaria a vencer o inverno da Pensilvânia e concluiu que seriam as amigas. Abriu a casa para o seu grupo de leitura e de tai chi. Transformou o escritório num cômodo de meditação e abriu a biblioteca para mulheres que quisessem simplesmente ficar sozinhas para ler ou escrever. Na verdade, a casa de Carrie tornou-se um centro de refúgio para mulheres.

Saboreava o poder de definir sua própria vida como quisesse. Nunca havia experimentado essa sensação de liberdade antes. Tornou-se vegetariana e só cozinhava o que tinha vontade de comer. À noite, ia ao cinema, a concertos e jantares. Sentia profunda gratidão por ter condição de fazer essas coisas. Planejava festas do pijama uma vez por mês, quando ela e as amigas ficavam acordadas até altas horas para assistir aos filmes baseados nas obras de Jane Austen.

Entretanto, sentia falta de ter alguém com quem conversar no café da manhã e junto à lareira no final do dia. Depois de alguma reflexão e de várias conversas, convidou Elise, que também era divorciada, para morarem juntas. "Administrávamos bem nossos conflitos na jardinagem, então achei que poderíamos lidar com as tensões que surgissem." E acrescentou com delicadeza: "E confio nela."

Depois de um ano, Carrie estava mais feliz do que nunca. Sentia orgulho da sua flexibilidade e criatividade ao construir para si uma nova vida.

Naturalmente, as duas amigas tinham discordâncias ocasionais, mas a beleza das amizades femininas é que não precisamos ser perfeitas para permanecermos juntas. Na verdade, o sucesso das amizades duradouras exige que aceitemos as outras pelo que são. Se nossas expectativas forem muito altas, todas iremos nos decepcionar.

Velhas amizades podem se manter por força do hábito e criar poeira se não inventarmos meios de vivenciarmos mudanças e crescimento juntas. Podemos convidar novas pessoas para o nosso círculo. Quando isso acontece, a dinâmica do grupo se modifica e as conversas ficam mais interessantes. Outra maneira de arejar uma amizade é fazer em conjunto coisas que nunca fizemos antes, como visitar lojas de coisas que gostamos ou viajar de carro. Podemos também propor novos assuntos, tais como "se você escrevesse contos, que histórias contaria sobre o mundo?", ou "que talento você gostaria de ter desenvolvido?".

Minha amiga Marge e eu almoçamos juntas uma vez por mês e depois visitamos alguma exposição de arte. Apreciamos as obras e compartilhamos nossas reações. É surpreendente o número de novos assuntos e observações que brotam desses passeios. Nós nos conhecemos há trinta anos e é agradável ter coisas novas para discutir.

As mulheres quase sempre são o elo de amizade entre vizinhos de ambos os sexos. Inclusive, muitas das minhas amizades com homens se deram por intermédio de minhas amigas. Betty era a grande conexão na vizinhança. Organizava festas e se certificava de que todos no bairro se mantivessem próximos e animados.

Betty e o marido, Cal, organizaram um réveillon, no ano passado, na sua centenária casa de pedra. Planejavam se mudar para um apartamento no centro, em março. Sem dúvida, fariam festas lá também, mas seriam diferentes. Nós seríamos diferentes.

Quando nos mudamos para o bairro, em 1980, Betty veio nos visitar e me convidou para ir à sua casa. Naquela época, nossas mães estavam vivas, nosso cabelo era castanho e gostávamos de ficar acordadas até depois da meia-noite. Meu filho tinha nove anos, e minha filha, três. Betty tinha filhos pequenos também e, ao longo dos anos, os vimos crescer, casar e constituir família.

Quando nos conhecemos, Betty trabalhava no Comitê Eleitoral. Mais tarde, passou a dirigir o programa de ação comunitária e, agora, está à frente de uma ONG. Eu trabalhava como terapeuta e nunca havia escrito um livro ou proferido uma palestra.

Nós duas fumávamos juntas e juntas paramos de fumar. Trabalhávamos em campanhas em prol dos direitos humanos e comprávamos plantas para nossos jardins. Eu estava por perto na reforma da sua cozinha, e ela, quando fiz a turnê para o lançamento do meu primeiro livro. Nós nos confortamos durante muitas crises familiares. Eu estava presente na festa do seu aniversário de setenta anos, quando, numa brincadeira, todos os convidados chegaram trazendo seu tira-gosto favorito: pasta de alcachofra.

Fazia frio e estava escuro, quando caminhei até a casa de Betty naquela noite de Ano-Novo. Os pinheiros, agitados pelo vento norte, inclinavam-se como homens idosos. Mas a casa estava acesa como um navio de cruzeiro e pela janela eu via as jarras de flores.

Betty recebeu-me na porta, vestida com uma exuberante jaqueta vermelha. Era a pessoa que menos dominava os afazeres domésticos que eu conhecia, e ela me via como talentosa e corajosa, pois eu conseguia desembrulhar queijo e fazer guacamole. Eu arrumava os pratos e ela os levava para a mesa na sala de jantar revestida de madeira.

Cal vinha à cozinha verificar o frango que assava. Compartilhávamos as novidades do dia. Naquela manhã, ele havia feito uma biopsia para câncer de tireoide e eu havia telefonado para meu cardiologista. Abrimos, então, a sessão de recordação. Betty lembrou-se de que, em 1973, depois de uma passeata do Movimento dos Indígenas Americanos e dos povos Lakota, em Wounded Knee, Marlon Brando tinha vindo a uma festa naquela casa. Ele preparou um sanduíche de mortadela e montou estratégias para eventos na Reserva indígena de Pine Ridge.

Enquanto conversávamos, nosso velho vizinho Bob chegou trazendo um bolo para a festa. Havia trabalhado como psicólogo de escola, mas agora estava quase surdo. Quando lhe perguntei como estava, Bob respondeu contente: "bem". Depois, fez uma pausa e disse arrependido: "Bom, nem tanto, mas é assim mesmo."

Por volta das oito horas, a campainha começou a tocar. Amigos trazendo comida e vinho entravam se refugiando do frio. A maioria de nós nos conhecemos quando estávamos no vigor dos nossos trinta e quarenta anos. Éramos elegantes, cheios de energia e progredíamos em nossas carreiras. Mas agora nossa energia estava reduzida e não progredíamos mais. Nossos assuntos eram saúde, férias, aposentadoria e netos.

Alguns vizinhos haviam sofrido grandes perdas. Sue perdera o marido no ano anterior. Outros convidados tinham câncer ou outras deficiências, ou lutavam contra o Parkinson ou a perda de memória. Sem dúvida, alguns poucos estavam mais amargos com relação à vida ou ao mundo de maneira geral, mas não falaram sobre esses assuntos na festa.

Em vez disso, rimos e bebemos vinho. Compartilhamos lembranças do passado e fizemos gozação um ao outro por causa dos pequenos pecados. Nós nos abraçamos e até cantamos "Adeus ano velho. Feliz ano novo."

Saí da festa logo depois. Enquanto andava para casa, olhei para trás admirando o navio iluminado. Pela janela congelada, eu conseguia ver as orquídeas, rosas e os vasos com as flores de Natal de Betty, além de todos os meus amigos com seu cabelo prateado e alegres suéteres.

O ar cheirava a neve. Eu sabia que uma tempestade chegaria de madrugada. O inverno começava em Nebrasca, mas por ora eu não tinha do que reclamar. Na festa, compartilhamos o que o sociólogo Émile Durkheim chamou de "efervescência coletiva".

O que me faz feliz é o que faz a maioria das pessoas feliz — um arquivo de memórias compartilhadas e gente, cujos olhos se iluminam quando nos olham no rosto. Essas pessoas podem ser amigas ou membros da família. O diferencial está no círculo de relações afetivas que se encontram ali ao nosso dispor, quando precisamos e queremos.

15. Comandantes

"Um longo casamento precisa se deslocar da química para a compatibilidade, para a amizade e o companheirismo. Não é que aquela paixão tenha desaparecido, mas está conjugada a outras maneiras de amor."

Madeleine L'Engle

"É maravilhoso ser casada com um arqueólogo — quanto mais velha você fica, mais interesse ele tem por você."

Agatha Christie

Emma estava picando legumes para o jantar quando Chris chegou do trabalho, com aparência cansada e estressado. Quando ela lhe perguntou sobre seu dia, ele simplesmente resmungou.

Chris começou a verificar a correspondência no balcão da cozinha e encontrou a fatura do cartão de crédito que mostrava que Emma havia gasto mais de cem dólares em refeições com Alice e os gêmeos. "Não sou uma fábrica de dinheiro", queixou-se.

Embora estivesse tentada a revidar, Emma tinha muitos anos de casada. Sabia que isso não tinha a ver com dinheiro, mas com o dia que ele havia passado. Parou de cortar os legumes e foi até ele. Apertou-lhe a mão e disse: "Oh, meu amor, sinto muito que seu dia tenha sido ruim."

Chris acalmou-se e fez um carinho nas costas da mulher. Conseguiu olhar para ela com um frágil sorriso e dizer: "Parece que a comida está gostosa."

Mais tarde, naquela noite, quando Chris cochilava na poltrona, Emma olhou para ele. Quando se conheceram, ele tinha dezenove anos e era um estudante universitário musculoso e de cabelos pretos. Conseguia carregá-la como se ela fosse um floco de neve. Queria ser engenheiro, mas quando ela engravidou Chris precisou deixar a universidade para trabalhar numa firma de jardinagem. Ele a ajudou a concluir a universidade e sustentou a família durante o primeiro ano do filho. Depois, no primeiro ano de Emma como professora, ela ficou grávida novamente.

Ela ainda via em Chris o pai encantado de duas crianças e o atormentado pai de adolescentes que se metiam em todo tipo de confusão. Lembrava-se dele no dia da formatura do filho na Faculdade de Engenharia de Minas, no Colorado. Estava ao mesmo tempo orgulhoso e melancólico, por nunca ter vivenciado aquela experiência. E agora, ela o via como um homem grisalho, com rugas ao redor dos olhos e com problemas nos joelhos e na coluna de que raramente reclamava.

Quando mais jovens, brigavam por quase qualquer coisa. Ela corava ao se lembrar dos palavrões e dos gritos. Mas hoje tinham mais juízo. Ambos haviam se tornado *experts* em deixar de lado as pequenas coisas. Sabiam esfriar antes de iniciarem uma conversa difícil e quando conversavam não se interrompiam nem se acusavam. Até mesmo numa discussão, encontravam maneiras de apoiar e reconhecer um ao outro.

O trabalho de Emma com a terapeuta ajudou-a a se manter calma e, anos antes, a terapia de casal havia ajudado os dois a se comunicarem melhor. E também, ao longo das décadas, assimilaram muitas lições por conta própria. Por exemplo, aprenderam a periodicamente simplesmente perguntarem-se: "Você está bem?" Esperavam a resposta e se preparavam para escutar, durante o tempo que o outro quisesse falar.

Emma sentiu um ímpeto de ternura ao olhar aquele homem idoso, que cochilava e ressonava baixinho naquela sala com um gato no colo. Ele era o seu velho.

• • •

Casamentos duradouros e bem-sucedidos exigem mulheres que naveguem com competência pelas novas relações com seus parceiros íntimos. Com o aumento da expectativa de vida, muitas de nós temos casamentos que duram quarenta ou cinquenta anos. A pesquisa nos diz que as pessoas que ficam casadas não são as que têm as relações mais perfeitas, mas as que decidem que estão comprometidas e se atêm a essa decisão. Com compromisso e alguma competência, a maioria dos casamentos pode ser satisfatória.

Os casamentos têm mais sucesso quando as interações entre os parceiros são, na maioria das vezes, positivas. Os especialistas em relacionamentos John e Julie Gottman documentaram a importância disso. Concluíram que casais se dão melhor quando conseguem, rapidamente, sair de interações negativas. Ficar preso em negatividade cria um clima que gera ainda mais negatividade. Por outro lado, acomodar-se e ser lisonjeiro é também um modo de imutabilidade.

Nem árvores nem pessoas crescem bem quando são plantadas muito próximas umas das outras. Os casais prosperam quando se dão espaço emocional e social onde possam crescer. Nem toda decisão precisa ser mútua. Uma orientação geral é que cada parceiro se responsabilize por seus parentes, quando do planejamento de visitas, compra de presentes ou importantes decisões. Da mesma forma, todos somos responsáveis por nosso corpo e livres para escolhermos nossos próprios amigos.

Amigos de casais tornam o casamento mais feliz e estável. Sem eles ou sem família, os casamentos veem-se forçados a suportar o peso da vida emocional dos parceiros. Nessas circunstâncias, o barco pode afundar. Mas parte da proximidade com a outra pessoa implica saber quando não se aproximar. A distância permite aos parceiros não apenas buscar interesses que não precisam necessariamente ser compartilhados, mas em que também caibam amigos próximos.

Rita Rudner escreveu: "Adoro estar casada. É muito bom ter aquela pessoa especial que você pode chatear pelo resto de sua vida." Todos os casamentos têm conflito, a não ser que os parceiros enterrem seus desacordos e se relacionem apenas de modo superficial. A simples compreensão sobre a maneira de conversar sobre um problema mantém muitos casamentos vivos e fortes. Casais que não têm ferramentas de navegação em situações de conflito quase sempre se separam por causa do acúmulo de meras frustrações.

Os casamentos são duradouros quando os casais conseguem, sinceramente, compartilhar seus pensamentos e sentimentos e de escutar e se colocar sem dar conselhos. Durante meus anos de terapeuta, eu me lembro de vários casamentos que poderiam ser salvos se os parceiros aprendessem a dizer "entendo o que você está dizendo".

Casamentos em que os parceiros sabem pedir o que querem e precisam têm mais chances de sucesso. Quando eu ouvia "quero que ele saiba o que sinto, sem que eu precise dizer", suspeitava que o casamento estava com problemas. Todos precisamos que alguém nos diga o que quer e precisa. É impossível ler o pensamento de alguém.

No entanto, uma boa comunicação não significa, necessariamente, dizer tudo que nos vem à cabeça, sem pensar. Um dos truques para um casamento feliz não é dizer tudo que pensamos. Não faz sentido ser grosseiro ou fazer comentários críticos gratuitos. A juíza da Corte Suprema de Justiça, Ruth Bader Ginsburg, disse: "Em todo casamento feliz é preciso ser um pouco surdo."

Uma das grandes bênçãos das relações duradouras e estáveis é que as pessoas tendem a fazer compensações. As mesmas características pessoais que causam conflito também contribuem para a estabilidade. Em muitos casais, uma pessoa é falante, a outra prefere ouvir. Ou, uma é o lado emocional e a outra é discreta e menos reativa. Isto funciona desde que as pessoas não se prendam demasiadamente a papéis. Os falantes precisam escutar. Os discretos, eventualmente, precisam demonstrar sentimentos profundos, do contrário, nossas tendências podem nos limitar a caricaturas rígidas de nós mesmos.

As pessoas mudam. Crescem, aprendem, desenvolvem novos interesses e opiniões e, quase sempre, modificam suas expectativas sobre os relacionamentos. Aos setenta anos nosso parceiro não é mais o jovem despreocupado que conhecemos na universidade. Tampouco é um pai sobrecarregado que não encontra tempo para fazer o imposto de renda ou sair para passear. Nós também não somos as mesmas parceiras. Muitas de nós sentimos que vivenciamos múltiplos casamentos, embora com a mesma pessoa.

Os casamentos podem ser difíceis quando uma pessoa está desabrochando, e a outra, não. Nesses casos, os parceiros podem se afastar ao invés de se aproximarem. Nos melhores casamentos, os casais crescem ao longo dos anos e recriam-se mutuamente. No entanto, às vezes, o trauma impede esse processo de crescimento durante um certo tempo.

• • •

Sylvia e Lewis se conheceram na igreja, em Austin. Casaram-se jovens e cresceram juntos. Tiveram um bom casamento durante vinte anos. Depois que a filha, Lenore, viciou-se em drogas, Lewis e Sylvia sofreram tanto que mal conseguiam estar juntos; percebiam profundos reflexos de sua dor no próprio rosto. O peso de toda aquela tristeza quase afundou o casamento. Sylvia considerou o divórcio e Lewis tornou-se quase mudo.

Quando os netos vieram morar com eles, Sylvia decidiu que não iria embora. As crianças precisavam de cuidado e o casal era a única possibilidade. Não aceitaria vê-los em orfanato. Criar os netos foi um objetivo que trouxe Sylvia e Lewis de volta a uma relação bem-sucedida. Tinham sólidos valores cristãos; amavam as crianças e queriam criá-las de maneira adequada.

Sylvia se esforçou para deixar de alimentar as dores. Quando estava aborrecida com Lewis, olhava uma fotografia dele como um garoto de três anos sorrindo para a câmera e mostrando as covinhas do rosto. Aquilo a remetia à bondade inata.

Lewis ajudava as crianças nos deveres escolares e ia às reuniões do grupo de natação. Jogava basquete com Max antes do jantar. Aquilo o animava e acalmava o neto. Às vezes, quando Lewis assistia aos jogos ou filmes sobre a natureza com as crianças, Gracie se aninhava no colo do avô e adormecia.

Uma noite, depois que Max e Gracie já dormiam, Sylvia foi para a sala sentar-se ao lado de Lewis. Pediu que ele desligasse a TV e segurasse a sua mão. "Lewis, temos tanto para agradecer. Você tem saúde e eu estou mais saudável. Não temos muito dinheiro, mas temos plano de saúde e uma casa. Temos condição de dar às crianças o uniforme de natação e os tênis", ela disse.

Lewis a ouviu com atenção e começou a chorar. "Tenho me preocupado tanto com você", ele falou.

Sylvia lhe entregou um lenço de papel, chorou também e disse: "Criamos Lenore da melhor maneira que nos foi possível e quando ela se meteu em problemas, tentamos ajudá-la. Ela não morreu e pode voltar para casa, algum dia."

Sylvia, com certa falta de jeito, sentou-se no colo de Lewis, deixando-o sem graça. Abraçaram-se e choraram. Quando pararam de chorar, beijaram-se e se acarinharam. Então, quando o joelho de Sylvia apertou o estômago de Lewis, ele riu e disse: "Somos como dois elefantes velhos tentando sentar num tronco de árvore." Ambos caíram numa sonora gargalhada.

No aniversário de quarenta e cinco anos de casados, Sylvia escreveu no diário: "Por que fizemos tudo isso? Éramos tão diferentes. Cada decisão foi uma luta. Causamos tristeza um ao outro com frequência. Mas não tem sido ruim. Nós nos divertimos, curtimos o sexo e, apesar das frustrações mútuas, ainda nos amamos."

"É uma dádiva para a nossa mútua afeição ainda estarmos juntos. Apesar dos problemas, seguramos a barra, não por causa do hábito, mas porque queríamos ficar juntos. Quando estamos separados, sentimos falta um do outro."

"Aguentamos. E não foi pelos netos. Em parte, estamos juntos porque tive receio de que se deixasse Lewis ele morreria. Mas, se ele me deixasse eu também seria infeliz. Somos duas árvores que cresceram próximas uma da outra."

"Vivemos quase toda a nossa vida e aguentamos juntos os mais terríveis momentos. Ninguém, a não ser Lewis, compreende o que é realmente a minha vida, ou tem a compreensão que tenho da sua vida. O que mais existe quando estamos velhos além de alguém com quem compartilhamos nossas histórias, alegrias e tristezas, e que ficará conosco até o final?"

• • •

Os casamentos do nosso século XXI não se parecem com aqueles dos nossos pais e avós. Com as transformações do mundo, ocorreram também mudanças nos papéis de gênero e expectativas com relação à intimidade. O casamento entre pessoas do mesmo sexo é legalizado e o divórcio sofre menos estigma. E, numa era em que podemos ganhar a vida, as mulheres constroem parceria não por necessidade, mas por escolha.

Nas últimas décadas, as ideias dos psicólogos sobre os relacionamentos mudaram. Na década de 1980 os terapeutas estimulavam os casais a considerarem a ruptura de relações que não fossem satisfatórias. Também estimulavam os parceiros a "dar um tempo" e compartilhar sua raiva e dor, não importando o quão triviais fossem. Hoje, nosso campo reviu essa filosofia. Os terapeutas ensinam sobre a importância das expectativas razoáveis, a ignorar as coisas insignificantes e a se concentrar nas positivas.

A historiadora Stephanie Coontz defende que "até que a morte nos separe" é um desafio maior nos dias de hoje. Os índices de divórcio estão caindo para as pessoas na flor da idade, mas duplicando para aquelas com mais de cinquenta anos, e triplicando para os que estão com mais de sessenta e cinco. Depois que os filhos saem de casa, muitos têm trinta anos de vida saudável pela frente e alguns concluem que não querem passar esses anos com o parceiro atual.

As mulheres dão entrada na maioria dos pedidos de divórcio e a queixa mais frequente é a falta de comprometimento ou de atenção do parceiro. Uma outra queixa é que os companheiros estão controlando suas vidas demasiadamente.

Coontz conclui que as vantagens automáticas do casamento se reduziram e as uniões ruins implicam risco para a saúde. Todavia, as vantagens para um bom casamento estão aumentando. Quando dão certo, geram felicidade e prosperidade para a mulher.

Barbara e Judy têm mantido um bom relacionamento há trinta anos, mas só se casaram depois que o governo federal legalizou o casamento entre pessoas do mesmo sexo. Ambas são militantes da comunidade LGBT de Lincoln há muito tempo.

Devido ao conservadorismo de nosso estado, apenas recentemente Barbara se assumiu lésbica publicamente. Com quase quarenta anos adquiriu estabilidade no emprego na universidade e decidiu se assumir. Como muitos homens gays estavam morrendo em decorrência da aids, ela sentiu que se assumir era importante para o processo de educação dos cidadãos de Nebrasca sobre questões relativas a gays e lésbicas.

Enquanto isso, Judy era casada com um homem e tinha uma filha criança. As discussões do grupo de mulheres de que ela fazia parte abriram-lhe os olhos para a sua verdadeira orientação sexual. Depois de vários meses, ela teve coragem de se assumir. Logo depois, divorciou-se do marido.

Barbara e Judy se conheceram em 1986, numa festa de assumidos, e, em 1988, fizeram uma cerimônia de casamento com todos os amigos. Quando a união foi legalizada, nem Barbara nem Judy sentiram necessidade de ter uma certidão de casamento, mas se casaram para garantir os direitos tributários e médicos resguardados por lei. Foram o primeiro casal do mesmo sexo a se casar legalmente em nossa região.

Nos anos 1980, a família de Judy imediatamente abraçou sua nova relação, mas o mesmo não aconteceu com os pais de Barbara, cuja mãe chegou a desmaiar. Quando voltou a si, disse à filha que a notícia iria matá-la. Isso não aconteceu, mas os pais nunca acolheram Judy nem permitiam que ela os visitasse em casa. Na verdade, a única ocasião em que Barbara pôde falar sobre Judy foi quando estava junto ao leito de morte da mãe: "Sentei-me ao seu lado e lhe disse que Judy era uma pessoa maravilhosa."

A experiência que vivenciou com sua própria família motivou Barbara a ajudar outras lésbicas que pelejavam com o preconceito da família e da comunidade. E finalmente, ela e Judy formaram uma comunidade de mulheres que trabalha pelo sucesso de boas causas.

Atualmente, Judy, que teve pólio aos quinze anos, se movimenta com a ajuda de uma cadeira de rodas. Não consegue descer ao andar térreo da casa, ou ajudar nas tarefas domésticas. As duas já não viajam tanto, mas são observadoras de pássaros e ainda vão aos parques públicos apreciar as migrações do outono e da primavera. Desfrutam da companhia da filha de Judy, que mora na cidade e organizam jantares para as amigas da comunidade de mulheres que se tornaram parte da família.

Passaram por muitos problemas juntas, inclusive o divórcio de Judy, o ostracismo da família de Barbara, as questões de saúde e a discriminação. Mas os problemas fortaleceram seu compromisso mútuo de respeito, interesses comuns e a determinação em trabalhar pelo seu casamento mantém o amor vivo.

• • •

Meu marido e eu também formamos um casal há muito tempo. Comemoramos quarenta anos de casados numa viagem ao noroeste do Pacífico. Costumamos viajar de maneira diferente da maioria de nossos amigos. Evitamos cidades e áreas turísticas e buscamos os lugares mais remotos e próximos da natureza que conseguimos encontrar. Uma vez no local, passamos nossos dias caminhando em silêncio, apenas apreciando a beleza.

Nesta viagem, decidimos dormir à beira-mar e visitar todas as florestas. Ficamos em hospedarias no Parque Olímpico Nacional, depois atravessamos para a Ilha de Vancouver.

Nas primeiras duas noites, nos demos de presente uma cabana no Kalaloch. Ficamos instalados sobre um penhasco que dava para uma praia nevoenta repleta de restos de madeira flutuante e conchas. Logo que chegamos, desci sozinha até a praia. A área estava vazia — apenas eu e as gaivotas —, mas, enquanto caminhava junto ao mar, percebi que alguém havia escrito a palavra "AGORA" com letras enormes sobre a areia. Se as palavras tivessem sido escritas por Deus, não poderiam ser mais perfeitas. AGORA era exatamente onde eu queria estar, durante os próximos onze dias, sem viver no passado ou me preocupar com o futuro, vivendo nos sentidos, saboreando o momento presente.

Naquela semana exploramos as piscinas naturais e encontramos estrelas-do-mar, anêmonas marinhas e caranguejos-ermitões. À noite, víamos o pôr do sol no Pacífico, depois, acendíamos a lareira da nossa cabana e ficávamos ouvindo o mar, que parecia pronto para entrar rolando pela porta da frente.

Pela manhã, fazíamos sanduíches, enchíamos as garrafas de água e partíamos rumo às florestas. Caminhávamos por quilômetros e quilômetros sobre as manchas do sol que entrava pelas árvores, cercados pelo silêncio e por infinitos tons de verde. Ficávamos altos tamanha a quantidade de oxigênio na floresta. Terminamos aprendendo a identificar a cicuta em planta, os diferentes pinheiros e o cedro vermelho, árvore sagrada para os povos indígenas.

À noite, jantávamos em pequenos cafés locais, quase sempre do lado de fora e, às vezes, junto à água. Uma noite, num café chamado Wolf-in-the-Fog, em Tofino, eu disse ao Jim: "Nunca mais viremos aqui novamente."

Naquele momento, proferi a frase no seu sentido mais prosaico. Provavelmente, as chances de estarmos outra vez naquele café, em Tofino, numa maravilhosa noite de sábado em setembro, eram mínimas. Mas, mais tarde, concluí que o sentido da sentença era mais profundo.

Estávamos na metade da nossa sexta década de existência naquele momento, saudáveis e felizes com nossa vida em comum. Todos os nossos amigos mais próximos e a família pareciam saudáveis também. Nossos filhos tinham casamentos sólidos e bons empregos. Os netos eram amorosos e bem-educados. Assim como aquela noite em Tofino era iluminada, nosso momento mais amplo desse setembro também era iluminado.

No entanto, envelhecíamos junto com a maioria dos amigos, irmãos e primos. Quando nos encontramos, sempre falamos sobre pressão sanguínea, colesterol e check-ups. A tendência é que, brevemente, alguém que amamos terá um problema de saúde.

Mas aquela noite em Tofino trouxe sobre nossos ombros, de forma leve, o peso do envelhecimento. Os benefícios da vida tornaram-se imensos

— tempo para aqueles que amamos, tempo para ler e tempo para fazer aquilo que sempre quisemos fazer. Este tipo de riqueza está disponível para as crianças e as pessoas que podem desacelerar. Naquele momento, Jim e eu nos sentimos ricos.

Ao longo dos anos, travamos nossas batalhas. Não tivemos um casamento fácil. Eu não poderia dizer que fomos feitos um para o outro, mas naquela noite vivenciamos a experiência de um momento abençoado no tempo. O lugar era bom para descansar e ficava ainda melhor pelo fato de que nós dois sabíamos que o frio e a escuridão chegariam.

Enquanto escrevo, penso nas raposas que vivem perto de nós. Elas caçam juntas e dividem a comida. Todas as primaveras, criam juntas uma porção de filhotes. E o mais importante é que, numa noite de inverno, quando está nevando muito, elas ficam juntinhas na toca e se mantêm aquecidas. Os casais de muito tempo são como as raposas na toca que se mantêm aquecidos e seguros.

Palavras não conseguem explicar a sensação de se ter na vida alguém que nos escute quando estamos em dificuldade, que nos proteja quando estamos tristes, e que esteja ao nosso lado quando há uma emergência. Este presente da segurança é tão sagrado e inefável quanto o luar. Sharon Salzberg escreveu que "O amor verdadeiro é uma habilidade, a capacidade dentro de nós de nos conectarmos profundamente com outra pessoa."

16. A família como bote salva-vidas

"Chamem de clã, de rede, de tribo, de família. Seja qual for o nome, seja você quem for, é preciso ter uma."

Jane Howard

"Vida em família! As Nações Unidas são um brinquedo infantil se comparadas aos solavancos e rupturas, necessidades de compreender e de perdoar, próprios de qualquer família."

May Sarton

Por volta daquilo que seria seu último verão, Evelyn pediu a Kestrel que convidasse seus irmãos, que moravam na Califórnia, para virem visitá-las. Queria ver os filhos juntos pela última vez. Havia anos que Kestrel não via os irmãos e tampouco tinha muita vontade de vê-los, mas ligou para todos imediatamente. Quando logo definiram uma data, Kestrel se surpreendeu por se sentir grata e aliviada.

Naquela noite, ligou para Becca a fim de lhe contar sobre o encontro da família e Becca se ofereceu para sair de Seattle e ajudar. Kestrel quase recusou a oferta, automaticamente. A ideia de Becca ficar com sua família durante vários dias a fez sentir-se claustrofóbica e exposta, mas a namorada não lhe deixou espaço para protestar. Mais que depressa, mudou de assunto falando sobre o que poderia levar — flores, salmão fresco e pão artesanal. Kestrel engasgou diante de tamanha ternura. "Mamãe adora o pão artesanal de Seattle", disse.

Um dia antes de a família chegar, Evelyn foi ao cabeleireiro cortar e escovar os cabelos. Kestrel ajudou-a a escolher as roupas mais bonitas e confortáveis. Becca chegou e ajudou-a a preparar tudo para o encontro. Kestrel estava impressionada em descobrir como era bom abraçar o corpo forte de Becca e pela primeira vez deixar-se depender de outra pessoa.

Em agosto os irmãos irromperam da van alugada para os braços de Evelyn. Kestrel e Becca, que agia como membro da família, abraçaram todos. Fazia cinco anos que Kestrel não via os sobrinhos. A filha mais velha de Tim deu à luz bebês gêmeos. O menino mais novo de Darren estava começando o ensino médio.

Todos sentiam-se cansados e com fome quando Kestrel anunciou que o jantar estava pronto: salmão e lasanha. Becca gabou-se de que, sob orientação de Evelyn, tinha feito a sobremesa favorita da família havia sessenta anos: torta de chocolate.

Durante a visita, a única obrigação de Evelyn era aproveitar a presença de todos. Segurou os gêmeos no colo, sentada na grande poltrona reclinável, e acariciou a mão dos filhos enquanto conversavam. Jogou dominó com os netos mais velhos. Becca lavou muitos pratos, enquanto Kestrel conversava com as cunhadas e os sobrinhos, que estavam crescendo e se tornando pessoas interessantes.

De vez em quando, os membros da família saíam da sala para se ajeitar ou chorar, mas quando estavam juntos havia muita brincadeira e risada. Uma noite, depois do bolo de carne no jantar, Becca convenceu a família a jogar charadas, mas Kestrel hesitou. Não achava que fossem "aquele tipo de família" e se aborreceu quando Becca forçou a situação. Mas segurou a língua e, para sua surpresa, os irmãos concordaram. Logo, juntou-se ao grupo para a brincadeira. Surpreendeu-se quando Evelyn riu diante do humor com contornos sexuais. Todos riam. Quando o jogo terminou, Kestrel concluiu que sua família era bem diferente e muito mais divertida do que aquela que ela tinha em mente fazia anos. Até esta visita, ela não imaginava o quanto precisava de uma família e o quanto uma boa família podia deixá-la segura.

Três semanas depois do encontro, Evelyn caiu em sono profundo após uma dose de morfina para aliviar a dor. Kestrel deitou-se ao seu lado e segurou sua mão. Evelyn morreu poucas horas depois.

Kestrel fez uma pequena cerimônia para a mãe na capela mortuária. Becca estava ao seu lado. O restante da família não compareceu. Estiveram com Evelyn quando ela estava viva e podia desfrutar da companhia de todos. Enviaram a Kestrel um livro de fotografias do tempo feliz que passaram juntos.

• • •

Kestrel demorou para apreciar a família, assim como acontece com muitos de nós. Na medida em que envelhecemos, tendemos a desfrutar mais da família e a ter mais curiosidade sobre nossa história familiar. Sentimos que somos um elo numa grande corrente e que compreender essa corrente nos ajuda.

A família nos dá a fonte original de identidade. Pertencemos a algumas pessoas e elas nos pertencem. Não precisamos conquistar nada para sermos parte deste grupo. Uma família "razoavelmente boa" opera como um abrigo de proteção, um círculo de árvores altas que nos protegem do frio e do vento. Ao longo do tempo, algumas dessas árvores morrem e a aleia fica menos espessa por um tempo. Nós nos tornamos, então, as árvores velhas. Outras novas brotam para proteger as crianças que talvez não iremos conhecer.

Podemos definir como família as pessoas com quem fomos criados, nos relacionamos ou que tenhamos adotado. As famílias podem nos prover das mais profundas felicidades e também das mais profundas dores. Perder familiares dói muito. As brigas e conflitos com familiares nos estressam. Preocupações com o bem-estar de membros da família podem nos custar muitas noites de sono. Ao mesmo tempo, quando as pessoas estão felizes e desfrutando da companhia uns dos outros, as famílias nos fornecem as melhores experiências que podemos ter.

Família são as pessoas que pagarão nosso aluguel quando não pudermos, ou que vão nos hospedar depois de uma cirurgia. Expõem nossa obra de arte ou troféus que conquistamos nas suas salas. Sentem orgulho de nós, da colcha de retalhos que concluímos, ou do campeonato de tortas que ganhamos. E estarão a postos se telefonarmos do leito de um hospital ou numa noite em que nossa alma está imersa na escuridão.

Não precisamos gostar de todos os membros da família. Quem gosta? Especialmente quando envelhecemos conseguimos selecionar aqueles que queremos considerar família. Podemos ser mais próximas de uma irmã ou de um irmão. Podemos ter reuniões com um lado da família e dificilmente encontrar o outro. O importante é que tenhamos pessoas que compartilhem uma mesma história conosco e de quem possamos depender. Não importa como é nossa família ou se as pessoas são de difícil relacionamento, quase sempre podemos encontrar pelo menos uma pessoa dentre eles para amar.

Mesmo que não tenhamos irmãos ou parentes próximos, podemos encontrar membros da família ao longo dos anos. Podemos "adotar" nossos irmãos e irmãs, ou sobrinhas e sobrinhos, entre as muitas pessoas que conhecemos no trabalho, na vizinhança, nas igrejas ou nos grupos de amigos. Uma mulher que conheci e que teve câncer na garganta não tinha família, mas os membros do seu grupo de leitura se mobilizavam em torno da sua cama. Revezavam-se, levando-a ao médico e para os tratamentos e, no final, fazendo-lhe companhia na unidade de cuidados paliativos. Quando morreu, essas pessoas lavaram seu corpo e prepararam-no para o enterro.

Muitas de nós temos filhos adultos, e, se por um lado, nossas relações com eles são quase sempre complicadas, por outro, são também bastante compensadoras. Particularmente quando envelhecemos, o afeto invade essas relações. Nossos filhos por fim têm permissão para, sem constrangimento, amar-nos, algo que não conseguiam quando estavam no ensino médio, ou por volta dos vinte anos. Nossas filhas quase sempre nos conhecem bem e podem antecipar nossas necessidades. Temos o prazer de ver os filhos se transformando em adultos, com suas vidas e personalidades únicas.

Não precisamos ser afinados politicamente com os familiares mais próximos para nos darmos bem. Alguns dos meus familiares favoritos são meus opositores na política. Temos acordos tácitos de não entrar em proselitismos, falar sobre política, ou ofender um ao outro, seja da forma que for, quando estamos juntos. Percebemos ressonâncias mais profundas do que as ideológicas ou os interesses comuns. Sentimos prazer e conforto em simplesmente estarmos juntos. Minha avó Glessie preparava o palco para isso quando dizia: "Todos nós pertencemos ao partido do frango assado e dos biscoitos.

Quando meus primos e eu nos encontramos, passamos a maior parte do tempo falando sobre a vovó e nossos pais. Gostamos de passar longas horas conversando sobre acontecimentos que ocorreram quando éramos crianças. Olhamos fotos antigas e compartilhamos receitas de família. Meu primo Steve faz o mesmo café da manhã farto que nossa avó fazia em nossa infância.

Quando estou desanimada, preparo a sopa de legumes com carne que minha mãe fazia durante o inverno, quando eu estava crescendo. Ela a preparava com os ingredientes que tinha à mão, mas a sopa sempre tinha o gosto de "sopa da minha mãe". Ninguém mais conseguia obter o mesmo sabor. Agora, no inverno, também faço sopa de legumes com carne e mais o que tenho disponível. Quase sempre acrescento ingredientes que não eram acessíveis à minha mãe na década de 1950. No entanto, minha sopa tem o mesmo sabor da dela e quando sirvo sinto-me junto de minha mãe.

A lembrança daqueles que amamos pode nos acalentar ou iluminar. Podemos sentir gratidão pelos que nos ajudaram. Podemos tentar entender aqueles que nos machucaram e podemos trabalhar no sentido de curar as feridas das relações rompidas, antes que seja tarde. Neste estágio da vida, nos defrontamos com todas as nossas histórias de vida e queremos que elas sejam ricas e profundas.

Nossas mais desastrosas histórias de família podem ser explicadas. Por exemplo, uma amiga nunca compreendeu o ódio que seus pais sentiam de bebida alcoólica, até que ela descobriu um recorte de jornal antigo sobre o avô materno. Ele havia matado um homem numa briga de bar quando estava bêbado. Por causa desse crime, foi enforcado na praça do fórum local. Sua mãe sempre contou que ele havia morrido da gripe espanhola.

Quando temos curiosidade, encontramos mil maneiras de percorrer o passado. Podemos estudar genealogia, conversar com pessoas que se lembram de coisas de que nós não lembramos, ou construir experiências que nos conectem com o passado.

A maioria das famílias tem um ou mais historiadores. Na minha, somos eu, minha nora Jamie e minha neta Katie. Somos nós que guardamos as cartas e as fotografias antigas, e contamos as histórias da família.

É fácil tornar-se uma historiadora da família — nomeie-se como tal e mãos à obra.

A pessoas chegam e partem. Se tivermos sorte, algum familiar terá uma bíblia ou outro tipo de livro que contenha uma lista dos aniversários e datas da morte dos parentes mais remotos. Comecei uma dessas listas para minha família no ano em que minha mãe morreu. Anotei tudo no meu dicionário *Webster*.

As cartas são excelentes fontes de história. Muitas famílias guardam algumas em algum lugar, só precisamos procurar. Minha mãe guardou todas as minhas cartas para ela, desde que eu tinha dezessete anos. Colocou-as num barril e, quando ela estava para morrer, joguei-as numa mala enorme. Quando li essas cartas, recuperei a visão de mim mesma através das décadas. Minhas tias guardaram as cartas que meu pai escreveu quando estava no *front*, na Segunda Guerra Mundial, e eu tenho cartas que ele escreveu para minha mãe no mesmo período. Essa correspondência me dá uma ideia da personalidade do meu pai muito antes de eu o conhecer e é também uma janela para um período histórico de grande importância.

Olhar antigas fotografias também pode ajudar a destravar o passado. Muitas de nós temos álbuns cheios de fotos em preto e branco de ancestrais austeros. Quando examinamos essas imagens, muitas perguntas nos ocorrem. Mistérios podem ser desembaraçados, e segredos, desenterrados. Por exemplo, ao examinar uma antiga foto em companhia dos meus primos, descobri que meu pai tinha sido casado antes de conhecer minha mãe. Ninguém nunca havia me contado, até que perguntei sobre a foto dele com uma mulher bonita de cabelos pretos.

Meus pais morreram antes dos filhos. Quando eu estava com cinquenta anos, consegui entrevistar minhas tias e tios. Perguntei a todos como eram meus pais quando jovens? Como era o casamento? Como eu era quando bebê e criança? Lembravam-se de momentos especiais com minha família?

Quando envelhecemos, muitas de nós sentimos necessidade de manter nosso círculo familiar forte e integrado. Todos os anos, recebo em casa um grupo de primos de Ozark, Missouri. Todos mais velhos do que eu. Todos, pelo menos uma vez, trocaram minha fralda e têm muito a contar sobre mim quando menina. Eles me ajudam a preencher lacunas da minha memória a respeito de suas famílias, da história da nossa família e da minha família num período de sessenta anos.

Visitamos lugares que ligam os pontos da nossa história familiar. Voltei às pequenas cidades onde cresci e fiz contato com velhos amigos da família. Escrevi cartas aos amigos de minha mãe, perguntando sobre as lembranças que tinham dela. E, por viver no estado onde cresci, ainda encontro gente que se lembra dos meus pais. Muitos me dizem que minha mãe era sua médica, quando jovens. Pergunto como ela era como médica. As pessoas lembram-se do meu pai como um filósofo, um brincalhão e um palpiteiro. Lembram-se tanto da sua generosidade quanto da sua ira.

No final das contas, construímos experiências que aprofundam nossa percepção de história da família. Caminhei vestindo uniformes por Muir Woods, onde meus pais se casaram. Proferi palestras em Pearl Harbor, Tóquio e Okinawa, onde meu pai serviu. Visitei os túmulos, as fazendas, as velhas casas e as lojinhas onde meus parentes trabalhavam, hoje abandonadas na sua maioria. Quando encontro um novo lugar que tenha relação com a família, vou visitá-lo. Antes de morrer, se tivermos sorte, conseguiremos visitar a terra natal de nossos ancestrais.

Garnet e Donald cresceram conhecendo seus avós e são muito próximos da sua família ampliada. Ambos também se esforçaram para ter um casamento cercado de muito apoio. E hoje, Garnet sente que estão colhendo os frutos de décadas de cuidados maternais e paternais.

Visitei o casal numa bela manhã de verão, depois que eles se aposentaram — Garnet como professora e Donald como vendedor de produtos cirúrgicos. Ela sorriu ao dizer: "Quando acordo fico deitada na cama ouvindo o rádio um pouco. Então, quando bebo minha primeira xícara de café me pergunto 'de que forma irei curtir meu dia hoje?'."

A conversa alegre contraria um passado de traumas. Seu filho Jake foi agredido com violência quando caminhava com a namorada numa rua de Chicago. A filha Amy foi brutalmente ferida pela polícia e sofreu dano cerebral quando participava de uma passeata numa cidade da Costa Leste. Foram vários meses sem que a moça pudesse andar. Enquanto Amy estava hospitalizada, os pais se revezavam de forma que um deles estivesse sempre com ela. O casal trabalhou como uma equipe para manter a família firme.

Donald vem convivendo com a doença de Parkinson há sete anos. Tem um pouco de tremor e ficou mais lento, mas ainda consegue executar normalmente a maior parte das atividades. Ele me disse que Michael J. Fox era seu modelo e que vem ajudando um amigo que acabou de ser diagnosticado com a mesma doença. "Você não consegue controlar a doença, mas não pode deixar que ela o controle."

Garnet é a rocha da família, sempre forte para os familiares. Diante das tragédias, ela confiou no universo e na arte da vida. Quando os filhos foram agredidos, ela e Donald choraram, mas Garnet reagiu: "Vai passar e sairemos mais fortes." Quando Donald recebeu o diagnóstico de Parkinson, ela lhe disse: "Vamos superar."

Se tudo que eu soubesse sobre essa família fosse sua história factual, pensaria que não passavam de pessoas tristes, mas nada era mais distante disso. Tudo pode ser transformado em comédia. Um Natal, a família se divertiu vendo os filhos competirem para provar quem havia se machucado mais. Jake dizia que ele ganhava, pois guardara os relatórios médicos. Amy não os tinha, naquele momento. Que festa!

Garnet sentia-se encantada pela vida dos filhos adultos e hoje, que já está aposentada, gostava de passar o tempo livre com a família e os amigos. "Estou abraçando a ideia de ficar mais velha", disse. "Este estágio faz parte do ciclo da vida. Há coisas positivas em todos os estágios da vida."

"Onde vocês desenvolveram essas aptidões de enfrentamento?", perguntei.

Eles riram e encolheram os ombros, num gesto que poderia significar "como é que poderíamos saber?"

Mas ambos me contaram sobre sua infância e o apoio da família. Haviam tido muitos bravos modelos de vida. A mãe de Donald foi, durante toda a vida, militante progressista. Garnet cresceu numa cidade pequena, numa família afetuosa e divertida. O irmão tinha paralisia cerebral; Garnet havia sido sua representante quando ele era jovem, e tornou-se sua cuidadora quando ele ficou mais velho e foi morar numa instituição especializada, em Lincoln. Ela e o irmão lidavam com essa situação de saúde escutando música e convidando amigos para o visitarem. Para Garnet, o irmão representava o exemplo nítido de superação de adversidade e o seu amor por ele intensificou sua lealdade à família.

Garnet e Donald tinham um plano excêntrico, de longo prazo, para a família e os amigos. Queriam comprar uma cidadezinha em Nebrasca, ideia que não é de todo improvável, como vocês podem pensar, pois nosso estado está repleto de pequeninas cidades vazias. Nesse lugarejo, todos viveriam juntos, cuidando uns dos outros. Donald ria e dizia: "E poderíamos nos revezar na administração dos negócios e no governo da cidade. Numa semana eu seria o cozinheiro, na outra, o banqueiro, e numa seguinte, o prefeito."

Embora os planos para o futuro fossem iluminados, o casal tinha seus temores. Garnet ajudara a mãe no último estágio de Alzheimer e tinha medo até de pensar que poderia perder a capacidade de se conectar com o mundo de maneira significativa. Donald fazia fisioterapia para mitigar os efeitos do Parkinson. "Todos temos que lidar com o que é dado a nós. Já vi muita gente se adaptar e ser feliz em circunstâncias difíceis", ele disse. "Não me preocupo. A atitude supera a circunstância."

Conversamos sobre nossos arrependimentos. Garnet disse que não acredita neles. "Fizemos coisas. A vida aconteceu, mas não faz sentido ficar reforçando os arrependimentos." Contou a história sobre a época em que Donald perdeu o emprego, em Dallas, depois que sua empresa faliu. Perderam a casa e ficaram estressados com os problemas financeiros, mas, sorrindo, disse: "Pelo menos, os problemas nos tiraram de Dallas e nos trouxeram de volta a Nebrasca."

Desfrutavam a vida perto do filho, que mora a alguns quarteirões de sua casa. Donald e Garnet ajudavam-no a pintar a casa. Era músico e convidava amigos para tocar nas festas dos pais. Muitas noites por mês, eles se reuniam com os amigos para ouvir música, comer e comemorar aniversários e aposentadorias. "Nunca nos sentimos sós", disse Garnet apertando a mão de Donald. "Amigos e família são tudo."

Até quando falavam de tristezas, Garnet salientava que elas permitiam que os amigos e a família demonstrassem o quanto todos se amam. Mais do que nunca, isso ficou evidente quando Amy estava num hospital na Costa Leste, depois das lesões. Todos se mobilizaram junto à família. Enviavam flores e usavam milhagens para visitá-la. Quando Amy finalmente pôde voltar para casa, centenas de pessoas estavam na estação para lhe dar as boas-vindas.

Todos os anos, Donald e Garnet faziam um churrasco com música ao vivo no quintal. A lista de convidados ultrapassava trezentas pessoas.

Recentemente, foram convidados para uma festa na casa de amigos do filho e se sentiram honrados por serem o único casal de velhos no evento. Donald disse que gosta de ter amigos de todas as gerações. Assim, enquanto envelhece, nunca deixará de ter amizades quando seus companheiros de mesma idade não estiverem mais por perto.

"Quando olhamos para as crianças de nossa família, muito do que vemos é construído com o tempo", disse Garnet. "Observamos as características de parentes no corpo das crianças da nossa família. O filho de meu primo, aos três anos, me fazia lembrar meu irmão quando tinha essa idade. Os olhos azuis de meu pai brilham no rosto do meu sobrinho-neto."

Nossa conversa terminou com boas notícias. Garnet me disse que Amy estava grávida. Brindamos com limonada. "Agora, vamos ganhar o melhor presente que a vida pode dar. Seremos avós."

• • •

Quando olhamos para trás, vemos gerações de mães e pais que conseguiram cuidar dos filhos. Vemos nossos ancestrais trabalhando no campo, tamborilando em volta do fogo, pescando em mares remotos, ou cortando os invernos do norte em trenós. Vemos os acampamentos indígenas das Grandes Planícies, as imigrações e os navios negreiros, e os avós partindo para o oeste, saindo das grandes cidades da Costa Leste.

Rezamos e agradecemos a nossas mães e avós e todas as mães antes delas que nos deram a vida. Quando precisamos de força, podemos nos voltar a elas para ter inspiração e coragem. Podemos nos lembrar de que somos oriundas de um povo forte. Do contrário, não existiríamos hoje.

Estamos à deriva num pequeno barco que balança no rio do tempo, fazemos parte de uma longa linhagem de mulheres que viveram nas cavernas, nadaram em rios e buscaram por comida. Somos filhas do tempo e de mães que nos alimentaram, nos embalaram com cantigas e nos proporcionaram segurança.

Quando nos aproximamos do fim do nosso tempo, podemos nos sentir seguras sob o céu povoado por nossos ancestrais. E algumas de nós estamos nos tornando os ancestrais para as novas gerações da família.

17. Netos

"Não temos herança em nossa família. Mas temos muitas histórias."
Rose Chernin

"Não se pode viver a vida de outra pessoa, nem mesmo a de seu filho. A influência que você exerce é por intermédio da sua própria vida e daquilo que você se tornou."
Eleanor Roosevelt

Em Austin, Sylvia continuava a escrever um diário, nadar e se encontrar com o grupo de mulheres nas manhãs de domingo. Embora se sentisse menos angustiada, ainda se consultava mensalmente com Megan, a terapeuta. Gostava de conversar com ela e precisava da requisição para fazer os exercícios de hidroterapia na piscina. Todas as noites, fazia para Lewis o relato sobre suas dores físicas e, todas as noites, ele a ouvia com atenção para em seguida acolher afetuosamente o que ela havia contado.

Na medida em que sua saúde física e mental melhorava, ela sentia gratidão por ter a custódia dos netos. No passado, com muita frequência, Sylvia os havia visto como um peso, quando na realidade eram a melhor coisa em sua vida.

Gracie gostava de arte e animais e fazia amigos com facilidade. Max era um menino alto, magro, com orelhas grandes e tinha um jeito de andar desajeitado. Para Sylvia, ele parecia uma girafa bebê — desengonçado, cheio de boas intenções, mas, sem querer, um destruidor. Quando chegou para morar com Lewis e Sylvia, tinha uma dúzia de ataques de raiva por dia, mas hoje, isso acontecia apenas de vez em quando. Era inquieto, temperamental, mas também afetuoso e engraçado. Sylvia orgulhava-se por Max estar bem melhor.

Enquanto cuidava dos afazeres, Gracie cantava canções de *Annie* e *Mary Poppins*. Era uma menina enérgica, um raio de sol que Sylvia tinha à sua disposição. Max lia para a avó as piadas dos seus livros bobos enquanto ela cozinhava. Uma noite, ela o ouviu cantando baixinho enquanto brincava com as peças de lego no quarto. Naquele momento, Sylvia percebeu que era uma mulher de sorte.

• • •

Evidentemente, nem todo mundo que tem netos tem sorte. Uma das minhas amigas foi privada da companhia da filha e não pode mais ver os netos. Sente-se tão só que adotou três gatos e deu a eles o mesmo nome das duas netas e do neto. Uma outra amiga ama o neto, mas ele mora em Hong Kong e ela o viu apenas duas vezes desde que ele nasceu, fazia cinco anos. Alguns netos são tão mal-educados que se torna penoso estar em sua companhia. Quando os filhos adultos não fornecem os devidos cuidados paternos ou maternos, devido a drogas ou alcoolismo, atitudes criminosas ou problemas de saúde mental, as avós podem chegar ao desespero. Mas estas situações são exceção. A maioria de nós adora estar com os netos. Eles nos fazem mais felizes do que poderíamos imaginar.

Lembro-me de uma história sobre a rainha Maria Antonieta, que tinha uma enorme coleção de rubis e diamantes. Um dia, um visitante pediu-lhe para ver suas joias. Ela, então, mandou que o criado trouxesse os netos e disse: "estas são minhas joias". Assim me sinto com relação aos meus netos.

Com um pouco de sorte, nossos netos se iluminam quando nos veem. Pelo menos quando são crianças, chegamos a ser suas companhias favoritas. Ao contrário dos pais, não precisamos ter responsabilidade por suas vidas diárias. Podemos amá-los e eles podem nos amar. Na melhor das hipóteses, esta é uma das relações mais puras e preciosas. Tem uma qualidade sagrada. Temos apelidos especiais entre nós e muitas de nossas atividades se tornam rituais.

Parte da sacralização dessas relações é que aprendemos a deixar que nossos netos sejam eles próprios. Podemos ter tentado moldar e formar nossos filhos como miniversões de nós mesmos, mas como avós, temos mais experiência. Aceitamos nossos netos por serem os seres ímpares que são e essa aceitação lhes dá a segurança de sentirem que merecem o amor profundo que lhes é dado. Isso os ajuda a ver o mundo como um lugar seguro. É o equivalente psicológico ao leite com biscoitos que recebem, antes de irem para a cama, com uma história e um beijo. Esta confiança nuclear e o senso de merecimento permanecem com as crianças pelo resto de suas vidas.

Com sorte, nós nos lembramos das avós com quem tínhamos uma relação especial. Sendo avó, hoje, vejo o quanto minhas avós me amavam. As boas coisas que aconteceram, quando eu estava com elas, não eram acidentais. Ao contrário, quando eu estava em sua companhia, minha avó decidia que iria fazer torta de groselha. Então, ela e eu nos sentávamos debaixo da árvore e pegávamos as groselhas. Mais tarde, comíamos juntas a deliciosa torta.

Os piqueniques e as idas ao rio com minha avó de Ozark exigiam esforço e planejamento. Vovó sabia o que queria quando me pedia para conversar com ela, enquanto arrancava o matinho do jardim ou passava a roupa na cozinha escura. Como avó, hoje, sei do esforço necessário para fazer atividades com as crianças.

Minha avó deixou em mim lembranças de movimentos, lugares e conversas específicas. Guardo no coração essas memórias. Transmiti aos meus netos algumas das canções, histórias e jogos de cartas. Quando eu era jovem, minhas duas avós me faziam perguntas sobre mim, interessadas em saber sobre a forma como eu escolhia meus amigos, as coisas que mais me entusiasmavam, os livros que eu gostava e por qual motivo, e as minhas aptidões. Depois dessas perguntas eu amadurecia. Venho tentando fazer perguntas de teor semelhante aos meus netos.

Podemos oferecer aos nossos netos a dádiva da tranquilidade, algo que as escolas e os pais ocupados nem sempre podem oferecer. Podemos possibilitar que as crianças vivam o presente, contando sempre com nossa atenção. Elas gostam de atividades não planejadas e da oportunidade de concluírem tarefas sem serem interrompidas.

Podemos também ajudar os pais a desenvolver um olhar em perspectiva, lembrando-os de que ficavam inquietos à mesa de jantar e que era difícil fazê-los ir para a cama quando criança. Podemos tranquilizá-los, dizendo que, como pais, cometemos muitos erros, mas os filhos conseguem sobreviver às nossas imperfeições e se tornam as pessoas maravilhosas que são hoje.

Podemos inventar novos rituais. Quando estou com meus netos, fazemos passeios pela natureza levando nossas garrafas de água, livros sobre pássaros e sacos de papel para carregar os tesouros que encontramos. Apanhamos pedras coloridas, castanhas e folhas. Quando retornam das férias, as crianças me trazem esses tipos de tesouros. No verão, arrancamos os hibiscos cor-de-rosa e vermelhos já mortos e travamos combates de flores caídas. No outono, quando as folhas das árvores ficam douradas, junto algumas e envio por correio para as crianças.

Meus netos encontram em nossa casa suas comidas favoritas. Para os filhos do meu filho, são bagels, iogurte e laranjas. Os da minha filha gostam de pão sírio, biscoitinho em formato de peixe e purê de maçãs. Nunca deixo faltar essas comidas. São sagradas.

Glenda e Doug são avós aposentados, que moram a cinco quarteirões dos netos. Como muitos avós da geração de pessoas nascidas depois da Segunda Guerra Mundial, entre as décadas de 1940 e 1960, eles são profundamente envolvidos com os netos. No verão passado, quando as crianças já haviam passado da idade de frequentar a creche, Glenda e Doug se ofereceram para tomar conta delas. Planejaram um período de descobertas. Queriam que os meninos conhecessem novos lugares, participassem de novas atividades e aprendessem mais sobre a cidade.

Pegavam as crianças por volta das nove da manhã, com um plano para o dia. Levavam todos aos museus, livrarias e concertos gratuitos no parque. Escalavam paredes, brincavam na tirolesa e faziam uma semana de aula de karatê. Glenda não gostava de artes marciais, mas as crianças adoravam.

Ao voltarem para a cidade, Glenda mostrava coisas que as crianças talvez ainda não tivessem percebido. Um dia, viram os trilhos antigos do bonde e conversaram sobre a conveniência daquele meio de transporte. Num outro dia, levaram as crianças à feira dos produtores de alimentos e os estimularam a escolher os legumes de que talvez não gostassem. Glenda fez o almoço e deixou que decidissem se tinham ou não razão. Depois de cada dia de atividades, todos escreviam sobre suas experiências.

E as crianças retribuíam. Um dia, a neta disse: "Quero morar com vocês quando for para a universidade. Assim, vou cuidar de vocês." Outro dia, o neto olhou para Glenda e disse: "Vovó, você tem muitas rugas." E a avó respondeu: "Eu sei, estou ficando velha." Em seguida, ouviu da neta: "Eu chamo elas de 'rugas de amor'."

Podemos oferecer a nossos netos uma educação moral, aprofundando seu senso de afeto por todos os seres vivos e ajudando-os a encontrar conforto na leitura, nas pessoas, na natureza e em trabalhos criativos. Uma das melhores maneiras de fazer isso é simplesmente conversando e fazendo perguntas sobre a vida. Um dia, Coltrane me perguntou: "Você acredita que Deus criou o mundo?", e eu respondi que não sabia. Ele então disse: "Talvez pequenas partículas tenham se juntado e criaram o mundo." Novamente eu disse que não sabia. Então, ele me perguntou: "Mas quem criou as partículas?" "Esta era exatamente a minha pergunta", respondi. Conversamos durante quinze minutos sobre a natureza das crenças, a existência da vida espiritual e nossa incerteza sobre Deus e a criação do universo.

Platão indicou que "educação é ensinar as crianças a encontrarem prazer nas coisas certas". As avós podem ensinar a importância de se levar uma vida ética. Em parte, podemos fazer isso servindo de modelo de comportamento generoso e respeitoso com relação aos seres vivos. Também podemos alcançar bons resultados por intermédio das histórias que contamos. Para todos os meus netos, criei uma história útil, longa e sem fim sobre os Lovelies e os McGarigles. Os Lovelies eram uma família bem-comportada, sensata, que sabia como agir em público. Por outro lado, os McGarigles são toscos, bagunçados, preguiçosos e malvados. Antes de novos acontecimentos como uma cerimônia de casamento, uma ida ao museu, ou uma festa de aniversário, conto às crianças as duas versões do mesmo evento. Eles acham engraçados os McGarigles, que desperdiçam comida, gritam com os pais, arrotam e xingam em público. E prometem que irão se comportar como os Lovelies, em qualquer evento próximo. Quando quero que se comportem, tudo que preciso dizer é: "Aja como um Lovely."

Outra maneira de ensinar comportamento moral é contando histórias sobre as maneiras de agir das pessoas quando estão em dificuldade. As crianças adoram histórias de amor sobre órfãos ou crianças que demonstram coragem e autonomia em situações difíceis. Conto aos meus netos histórias de adultos que se comportaram bem no *Titanic* ou numa expedição ao polo sul, ou em desastres contemporâneos como o acidente na mina do Chile, onde os mineiros cuidaram uns dos outros, durante muitos dias, antes do resgate.

Costumamos brincar com um jogo chamado "E se?". Faço perguntas às crianças e deixo que me contem como se comportariam numa situação de desafio. Por exemplo, "o que você faria se estivesse entrando num carro com uma pessoa adulta mas observasse que ela bebeu?", "o que você faria se encontrasse mil dólares na calçada?", ou "o que você faria se acordasse no meio da noite sentindo cheiro de fumaça na casa?"

As crianças adoram esses jogos porque têm a oportunidade de resolver problemas complicados e práticos. Isto lhes dá mais segurança para enfrentar o futuro e os prepara para o que pode acontecer.

Sou a favor de conversas sobre como proteger uma criança que está sofrendo *bullying*, como perder jogos com dignidade e como ajudar aqueles que precisam sem ofendê-los. Meus netos mais velhos e eu já conversamos sobre o que fazer, quando alguém diz alguma coisa abominável ou racista. Já conversamos sobre a guerra como uma forma horrível e, em geral, evitável de se resolverem conflitos. Conversamos sobre o que significa ser cidadão.

A vida das crianças é tão complicada quanto a dos adultos, e elas se defrontam com os mesmos dilemas existenciais. A maioria é capaz de empatia, reflexão e de agir para o bem. As avós podem ensinar as crianças a trabalharem, amando o trabalho elas próprias. Minhas duas avós sempre trabalharam, mas, enquanto trabalhavam, levavam vidas adoráveis visitando amigos e sorrindo. Esse é o tipo de vida que quero mostrar a meus netos. Converso com eles com entusiasmo sobre os livros que escrevo e meus projetos voluntários e, quando as crianças estão aqui, sempre sugiro trabalharmos juntos. Elas adoram quando isso acontece.

As avós proporcionam às crianças a maior rede de segurança natural, tecida de tempo, lugar e pessoas. Uma das nossas tarefas mais importantes é conversar com as crianças sobre as seis gerações da família que podemos não conhecer. Quanto mais histórias na vida de uma criança, mais fortes e profundas são suas possibilidades de ter uma rica percepção do seu próprio eu.

Podemos ensinar aos nossos netos os sistemas de valores da família transmitido por gerações. Todas as famílias rezam num espaço sagrado, seja ele literalmente uma igreja, uma sinagoga, um templo, uma mesquita, ou mesmo a igreja dos esportes, da música, da pesca e das boas ações. Observava minha avó do Colorado trabalhando como voluntária na sua igreja e na biblioteca. Observava a generosidade de minha mãe para com os outros. Antes de sair para o trabalho todas as manhãs, dizia: "Sejam generosos uns com os outros."

Há muito tempo, nossa família tem certos valores. Acreditamos no trabalho e na generosidade. Valorizamos a educação, a boa comida e a vida ao ar livre. Estimamos as vivências mais do que os objetos. Gostamos de pássaros e nos encontramos para observar as grandes tempestades e nos encantarmos com os relâmpagos e trovões. Espero que meus netos assimilem nossos valores ao me observarem.

Certa noite, as sirenes de alarme de furacão foram acionadas duas vezes durante o jantar do Dia das Mães. Corremos para o porão. Coltrane, com quatro anos na época, nunca havia tido a experiência de descer ao porão com os gatos, lanternas e telefones celulares. Nunca havia visto um meteorologista falando ao vivo na TV, mostrando mapas e as zonas vermelhas, alertando as pessoas para buscarem abrigo.

Agradeci por estar com Coltrane, na sua primeira noite de furacão. Aquilo me deu a oportunidade de educá-lo sobre o amor da família pelas grandes tempestades. Depois que o fenômeno se deslocou para o leste, caminhamos ao ar livre procurando as nuvens. Nós nos encantamos com o vento e as quedas de temperatura. "Com as tempestades, a natureza nos mostra tudo que pode fazer", eu disse.

As crianças amam ouvir o que os pais faziam quando eram jovens, especialmente quando não se comportavam bem. Gostam de escutar sobre si — histórias de quando nasceram, suas primeiras palavras e seus hábitos engraçados.

Somos todas historiadoras culturais para nossos netos. Nós nos lembramos do Clube do Mickey, dos teatros, da eleição de John F. Kennedy, da Baía dos Porcos, da Guerra do Vietnã, da convenção democrata de 1968, dos Panteras Negras e da popularização da granola, do iogurte e, evidentemente, do brócolis.

Podemos contar para as crianças sobre o mundo muito mais calmo e silencioso em que vivemos. Meus netos mal conseguem acreditar que meus pais me deixavam ir de bicicleta ao riacho levando apenas um livro, uma lata de refrigerante e um sanduíche de pasta de amendoim. Eu passava o dia lendo debaixo de uma árvore. Eles se surpreendem ao saber que em muitas casas não se trancavam as portas e que as pessoas deixavam as chaves nos carros durante a noite.

Contei-lhes sobre as cidades subterrâneas dos cães-das-pradarias, bibliotecas móveis e sobre as professoras que precisavam se demitir quando estavam grávidas. Expliquei que as mulheres tinham que usar saia para irem à escola, mesmo nos dias de frio intenso, e que crianças com necessidades especiais graves não iam para a escola. E ensinei as brincadeiras da minha infância rural — queimada, pique-esconde, estátua, três-marias, amarelinha e jogo-da-velha.

Meus netos quase não compreendem um mundo sem televisão, micro-ondas, janelas automáticas nos carros, telefones celulares, computadores e ar-condicionado. E esse é o mundo onde eu cresci. Para eles, minha história faz parte da antiguidade.

Nossas histórias ajudam as crianças a desenvolverem sua identidade, sua perspectiva e seu ponto de vista, que irão moldar a compreensão de suas experiências de mundo pelo resto da vida.

Evidentemente, os netos nos retornam as dádivas que lhes damos. Sua companhia permite-nos reacender o amor pelas crianças e nos faz lembrar da infância dos nossos filhos e da nossa própria. Crianças tendem a trazer muita leveza à nossa vida. Não importa o quanto um dia foi difícil, meu marido e eu podemos mudar de assunto e nos animar quando começamos a falar sobre alguma coisa engraçada que um dos netos disse ou fez.

Netos combatem a solidão, fazem com que nós nos sintamos jovens novamente, e nos dão objetivo de vida. Na minha experiência própria, não há nada como um recém-nascido. Adoro o prazer de ninar um bebê e ter sua cabeça no meu ombro, junto ao pescoço. Gosto de ouvir o som que os bebês fazem ao respirar e, mesmo que signifique uma noite ruim de sono, gosto de dormir com um bebê aninhado em mim. E jamais esquecerei a alegria de andar pelo jardim tendo Kate nos meus braços.

Ninguém, a não ser Otis com um ano de idade, gostava de me ouvir cantando e dançando as músicas das décadas de 1950 e 1960 — "Oh, What a Beautiful Mornin" [Ó que linda manhã], "I'm Gonna Wash That Man Right Outa My Hair" [Eu vou lavar esse homem do meu cabelo] e "76 Trombones." Os bebês têm muito a nos ensinar — amar as pessoas que amamos de maneira alegre, ser direto com relação às nossas necessidades e entender que o tempo para aproveitar é AGORA.

Quem consegue ser mais divertido do que uma criança de três anos? Nessa idade, Coltrane passava a noite conosco e me acordava às cinco da manhã. Ainda estava escuro e eu aproveitava a oportunidade para levá-los para apreciar as estrelas na varanda. Esticávamos um cobertor e ficávamos olhando o universo deslumbrados pela Lua prateada, as muitas constelações visíveis no céu antes do alvorecer e pela grandeza de tudo aquilo. Mais tarde, eu fazia torrada de pão com canela e apreciávamos o nascer do Sol. Espero me lembrar disso no meu leito de morte.

Aos cinco anos, Coltrane descobria as aspas. Tivemos uma tarde hilária em que qualquer coisa que dizíamos estava entre aspas. É impressionante como a maioria das frases é engraçada se as colocarmos entre aspas. Até a frase "quero um lanche" pode ser hilária com a palavra "lanche", entre aspas.

As meninas de dez anos são maravilhosas. Quando minha neta Claire tinha essa idade, veio passar uma semana conosco, para participar de um acampamento de artes e natação. Numa tarde de sol, pouco antes de mergulhar na piscina, ela me deu um abraço e disse: "Sou a menina mais sortuda do mundo." Naquele momento, descobri que eu era a avó mais sortuda do mundo por ter uma neta tão cheia de alegria e gratidão.

Quando meu neto Aidan estava no ensino fundamental, sofreu um traumatismo craniano. Durante duas semanas, ficou restrito a um regime severo — sem televisão, sem escola, sem amigos e sem muito movimento. Eu ligava para ele todos os dias e enviava pacotes de balas de goma pelo correio. Finalmente, precisava vê-lo.

Dirigi por 150 km até a fazenda onde ele morava. Quando me viu, Aidan caminhou em minha direção envolto num halo dourado. Eu sentia o coração abrindo e meu amor por ele saindo como um feixe de luz. Estávamos tão felizes em nos ver e abraçar. Precisávamos estar juntos naquele dia.

Ele sugeriu que fôssemos pescar, uma das poucas atividades que tinha permissão de fazer. Eu o levei a um pequeno lago de uma fazenda vizinha e fiquei observando-o lançar o anzol. Eu mostrava os peixes e admirava sua capacidade. Mas, na verdade, tudo o que nos importava é que estávamos juntos. Vou me lembrar a vida inteira daquela tarde com Aidan, pescando sob a luz filtrada do Sol por entre as folhas leves da primavera.

Adolescentes são divertidos também, embora nós avós não sejamos mais o centro de seu universo. Amigos e atividades nos substituem. É difícil deixar de ter os netos fisicamente próximos e loucos por mim. Uma parte da avó quer se agarrar às crianças amorosas e profundamente afeiçoadas do passado.

No entanto, faço esforço para me adaptar às mudanças. Já disse a eles que quero que sejam francos e autênticos comigo. Quero saber o que realmente sentem e pensam. Não quero a edição revisada de suas vidas. Sinto-me mais próxima deles quando tomo conhecimento de suas lutas. Esta é a única forma de nos mantermos verdadeiramente conectados como pessoas.

Estou me esforçando para encontrar novas maneiras para estar com eles. Não quero simplesmente amar as lembranças de meus netos quando crianças. Quero amar e compreender as pessoas em que meus netos estão se tornando. Procuro engajar-me nos eventos esportivos e tomar conhecimento daquilo que é do seu interesse. Kate e eu, às vezes, lemos o mesmo livro ao mesmo tempo, de forma que possamos conversar sobre ele. Aidan e eu gostamos de jogos de tabuleiro. Quando a família vem nos visitar, tento achar meia hora para ficar sozinha com cada um dos adolescentes. Meu marido e eu também temos o hábito de levar cada um dos netos em viagem, quando eles estão no ensino médio.

Agir como avó exige constantes ajustes. As crianças mudam e nós também. Não sou a mesma avó que fui para Otis quando bebê, ou que fui para Kate, minha neta mais velha. Quando ela era bebê, eu tinha cinquenta e quatro anos; hoje, tenho setenta.

Com a mudança das crianças, esforcei-me para manter as expectativas a níveis razoáveis, nem tão altas, nem tão baixas. Por exemplo, aos três anos, as crianças já conseguem ajudar a pôr e tirar a mesa, e devem contribuir nas tarefas domésticas. Por outro lado, sei que as crianças nem sempre gostam daquilo que eu gostaria que apreciassem. Quando levamos nosso neto de treze anos a uma floresta fechada, ele adorou encontrar lesmas amarelas. Após concluirmos a trilha, ele havia contado setenta e cinco lesmas e se fotografado com muitas delas. Eu devo ter me concentrado nos musgos que contrastavam com a luz do sol ou os galhos que balançavam de leve ao sabor do vento, mas ele era uma menino e as lesmas eram mais interessantes.

Mesmo nas melhores situações, ser avó é complicado. Minha família de muitas gerações fez de mim a mais feliz das criaturas e também me enlouqueceu mais do que qualquer outra coisa no mundo. Espero ansiosa os encontros familiares e, quase sempre, fantasio esses momentos. Ao mesmo tempo tenho receio, pois, historicamente, às vezes ocorrem momentos difíceis nas reuniões. Altas expectativas podem me causar problema. A não ser que eu me controle, posso terminar chorando depois de uma comemoração em família.

Ser avó exige muitos talentos e disciplina. Aprendemos a nos calar. Aprendemos que nossas principais chaves de conversa têm que ser "as crianças são encantadoras" ou "vocês são excelentes pais".

Minha amiga Regina planeja ser chamada pelos netos de Vovó Dinheiro de Chocolate. Outra amiga, a Jane, recomenda que as avós engulam as críticas e sejam generosas, por exemplo, pagando a conta na sorveteria ou cursos para os netos.

Os papéis mudaram e hoje nossos filhos são autoridades. Sem questionarmos, agimos como eles querem com relação aos netos. A não ser que perguntem, não damos conselho. Como disse uma amiga budista, certa vez: "Meu mantra é: 'Não estão pedindo a minha opinião.'"

De alguma maneira, temos que aprender a equilibrar nosso imenso amor e nossa preocupação com os netos, admitindo que não estamos no comando. Não podemos controlar quase nada. Em especial, quando achamos que sabemos alguma coisa que poderia ser útil, é difícil não compartilhar nossa ideia. Mas, como um dia me disse minha filha, "Mãe, nenhuma das minhas amigas quer conselho da mãe, a não ser que seja pedido."

Podemos ser úteis quando elogiamos, quando somos motoristas, preparamos comida, levamos as crianças a eventos culturais e damos suporte aos pais cansados e estressados.

As crianças que são amadas e bem-cuidadas pelos pais podem sobreviver a um número considerável de erros de julgamento paternos e maternos. É sempre bom lembrar que não sabemos tudo e que nossas opiniões nem sempre são corretas. Podemos lembrar dos muitos erros que cometemos como mães. Queríamos escapar da aprendizagem por tentativa e erro, mas não conseguimos.

Nossos netos crescem muito rápido. Em cada salto comportamental que dão, perdemos a criança por quem nos apaixonamos. Perdemos o menino de três anos que gosta de sentar no nosso colo e ler os livros da biblioteca, ou o de oito anos, que faz truques de mágica sem parar. Essas crianças desaparecem e novas surgem. Já concluí o estágio dos bebês na minha vida. A não ser que eu viva muito tempo, nunca mais terei um neto ou neta no colo para ninar.

Quando meu marido e eu éramos pais de filhos mais novos, sempre comentávamos sobre o quanto nossos pais queriam nos ver. Estavam sempre nos instando a visitá-los, e quando chegávamos, já nos aguardavam no portão ou olhando pela janela, à espera do carro. Quando íamos embora, eles nos levavam até o carro e falavam enquanto colocávamos o cinto de segurança. Tínhamos dificuldade em nos desembaraçar e partir. Hoje, sou idêntica a meus pais, olhando pela janela e chorando quando a família vai embora.

A AURORA BOREAL

18. Luar no rio: autenticidade e autoaceitação

"Penso que, de algum modo, aprendemos quem somos de verdade e, então, vivemos com essa decisão."

Eleanor Roosevelt

"A idade me enche de luz."

Meridel Le Sueur

Numa certa manhã, depois da caminhada nas Montanhas Rochosas, Alice pediu a Emma para comprar um programa numa academia de ginástica para que ela pudesse se exercitar. Embora parecesse um pedido razoável, Emma tinha um longo histórico de compras para a filha se associar a zoológicos, aquários e centros recreativos. Alice ia algumas vezes e depois perdia o interesse.

Emma franziu a testa e Alice disse: "Mãe, dessa vez vou levar a sério."

O impulso natural de Emma era render-se, mas, depois de um ano de terapia, estava mais centrada. Agia racionalmente e não com medo de qualquer reprovação. "Você paga os primeiros meses e depois, se estiver usando a academia regularmente, pagarei a outra metade", disse Emma.

A filha olhou-a com surpresa, mas não protestou. Em vez disso, falou: "Vou pensar."

Emma sentiu-se orgulhosa. Havia escutado sua voz interior e fixado um limite razoável para a filha. "Muito bem, Emma!", pensou.

Na medida em que Emma se tornava mais sincera consigo mesma e com os outros, Chris respondia de maneira que ela jamais havia imaginado. Ele estava contente em vê-la cuidando de si. "Você é mais divertida quando não está estressada o tempo todo. Não estou mais tão preocupado."

Alice a respeitava mais e parou de ser tão furtiva. Emma tinha a sensação de que a filha a tinha testado, para ver até onde a mãe iria. Hoje, após Emma haver definido os limites, Alice não precisou mais testá-la. Pedia menos a Emma e tinha mais gratidão por aquilo que a mãe podia oferecer.

Ioga, massagem, meditação e o diário ajudaram-na a entrar em contato consigo mesma. Finalmente, na sua sétima década, ela está aprendendo quem de fato era.

• • •

Um dos melhores presentes que recebi nos últimos anos foi a possibilidade da autenticidade — ou aquilo que Margaret Fuller chamou "a soberania do eu luminoso" —, que advém da transformação dos temores em completude. Perdemos nosso falso eu adquirido na infância e carregado conosco ao longo de quase toda a nossa jornada. Atingimos o potencial de descoberta do nosso eu verdadeiro e profundo para finalmente conseguir dizer a verdade.

Ao nos engajarmos no processo de maior integração e consciência, aprendemos que a relação mais importante é aquela que temos conosco mesmas. Ao mesmo tempo, paradoxalmente, tendemos a perder nossa juventude narcísica e nosso autocentramento. Processamos e integramos nossas experiências num sentido profundo tanto sobre quem somos quanto sobre o que é o mundo. Adquirimos capacidades de regular nossas emoções e fixar limites saudáveis entre nós e os outros.

Tal como ocorre em todos os estágios de desenvolvimento comportamental, o crescimento demanda uma escolha existencial e um conjunto de habilidades. Não importa o que nos acontece, todos podemos escolher crescer. Quando deixamos de nos preocupar tanto com o que os outros pensam, damos permissão a nós mesmas para viver da maneira como realmente somos. Podemos reconhecer e aceitar nossas emoções negativas e falhas, e também nossos profundos desejos de sinceridade, alegria e liberdade.

Finalmente, podemos nos permitir passar o tempo apenas com as pessoas que realmente apreciamos. Podemos rir em companhia de nossas amigas, comprar flores de presente para nós mesmas e dançar ao som da música da Lua. Ao prestar atenção ao que nos cerca, encontraremos o esplendor dos acontecimentos diários.

Autenticidade tem um significado diverso para diferentes mulheres. Para Maria significa não ter que pintar o cabelo, vestir-se bem ou ir a eventos que não lhe interessam. Para Yetta significa dormir a manhã inteira dos domingos e comer torta no café da manhã, se tiver vontade. Quando Naomi finalmente enfrentou o assédio do marido e exigiu que ele saísse de casa se não parasse com aquele comportamento, ela se sentiu inteira e livre. Jill sente-se autêntica quando, sem pedir desculpa, compartilha sua dor e ansiedade com os outros.

Para a fria Kestrel, autenticidade significou aprender a confiar. Até o verão em que sua mãe contraiu o câncer, Kestrel confiava apenas em si própria. Sentia-se confortável com sua raiva, mas não suportava a vulnerabilidade e a ternura. Habitara a pequena fortaleza da sua pessoa, cercada por um fosso de vinho tinto.

Todavia, o câncer de Evelyn abriu os portões do coração trancado de Kestrel. Ao cuidar da mãe, curou-se. Tornou-se inteira, uma pessoa que confiava e que se permitia ser vulnerável.

A princípio suas novas emoções de ternura amedrontavam-na. E, se soubesse como, teria trancado novamente os portões do coração. Mas, desta vez, não conseguia ignorar sua própria tristeza. O que começara como uma preocupação com a mãe, se alastrou para o portal do seu eu complicado, emocional e vital.

• • •

Para Sal, autenticidade foi encontrar o Deus que ela havia buscado na infância. Quando a conheci, em Nova Iorque, ela vestia calças pretas e uma jaqueta alaranjada. Tinha um rosto de expressão generosa e sincera e pensava com cuidado antes de responder às perguntas. Podia ser espirituosa, mas, na maioria das vezes, era séria e intensa. A primeira coisa que disse foi "eu devia ter nascido um homem alto, em vez de uma pequena mulher".

Acreditava que a desconexão entre a forma como se via e como parecia aos outros tinha lhe causado problema ao longo da vida. Sentia que havia internalizado alguns dos posicionamentos culturais sobre pessoas baixinhas. Sendo tão pequena, sentia-se diminutiva. Sentia que a palavra "baixa" era usada, às vezes, como sinônimo de "falta", como nas expressões preços baixos, ou baixa temporada.

Resistia às pressões culturais do que é ser feminina. Quando menina, se recusava a usar vestidos ou ter o cabelo arrumado. Não brincava com bonecas. "Isso não era eu", me disse. Agora, vestia-se mais como um homem e mantinha o cabelo bem curto.

Quando criança, Sal foi sexualmente abusada por um tio durante muitos anos. Falou por três vezes com a mãe sobre o abuso, mas ela não acreditou. Na quarta vez que tocou no assunto, a mãe deu-lhe um tapa no rosto e mandou que parasse de mentir.

Na semana seguinte à sua formatura do ensino médio, Sal foi embora para Nova Iorque. Viveu nas ruas até que lhe ofereceram um emprego para limpar um salão movimentado. Deixou-se explorar sexualmente. Sofria de autoestima tão baixa que achava normal ser tratada como objeto sexual. Não tinha compreensão alguma das fronteiras pessoais e tinha medo de se aproximar de qualquer pessoa. Não se ligava a ninguém.

Sal disse que havia bloqueado muita coisa do seu passado. Não se lembrava de quase nada sobre seus anos de escola. "Quando olho minha vida passada, vejo escuridão e dor. Eu era uma estranha no ninho, era agredida, insultada e assediada. Fico surpresa de estar aqui hoje", disse-me.

O que a mantinha com os pés no chão era a fé católica. Quando criança, queria ser padre. Rezava missa na sala de casa e várias orações que os padres rezavam. Rezar e encenar rituais da Igreja eram para ela um conforto.

Quando tinha dez anos de idade, Sal sabia que era lésbica, mas ficava quieta e escondia o que sentia pelas outras meninas. Aos vinte e quatro anos, casou-se e tentou manter uma vida heterossexual. Nos anos 1970, desistiu. Saiu do armário num momento em que ser lésbica em Nova Iorque era viver em bares, usar drogas e adotar a contracultura. Não estava preparada para isso e, rapidamente, tornou-se alcoólatra.

Durante os anos 1980, foi cabeleireira de homens gays na cidade. Tinha muitos clientes famosos da Broadway e da comunidade de artistas. Naquela década da aids, 70% de seus clientes morreram. Ela perdeu amigos e seu negócio fracassou. Agora, na casa dos sessenta anos, muitos de seus amigos estão preocupados em perder os amigos e sua resposta para eles é: "Isso já aconteceu comigo antes."

Há trinta e três anos, Sal passou por um tratamento contra o alcoolismo e associou-se a um grupo do AA. Hoje, faz palestras sobre os doze passos para deixar o alcoolismo e organiza grupos de mulheres que sofreram abusos sexuais.

Seus relacionamentos bem-sucedidos começaram com as amizades no AA. Quando participou das comemorações dos setenta anos da associação, em Toronto, ela conheceu um dínamo de extroversão chamada Norma, que era catorze anos mais jovem que ela. Na última noite da convenção, conversaram durante toda a noite. Na manhã seguinte, partiram para suas diferentes cidades, mas mantiveram o relacionamento por meio de telefonemas. Um ano mais tarde, Norma se mudou para Nova Iorque e foi viver com Sal, tornando-se sua primeira e única parceira constante.

Nos últimos dez anos, as duas têm estado envolvidas nos cuidados com a mãe de Sal, que sofre de artrite grave e está quase cega. Ambas a ajudam no banho, cozinham para ela e fazem companhia para a senhora. A mãe sente-se frágil e afetuosa: Sal não sente mais raiva da ausência de proteção do passado, quando era uma criança vulnerável. Agora, a mãe era a pessoa vulnerável.

Sal teve problemas graves de saúde, inclusive o vírus Epstein-Barr. Brinca que, por volta dos trinta anos, era "alérgica a tudo e só podia comer galhos". Depois, teve câncer de mama e foi forçada a se confrontar com a possibilidade de morrer. Mas, devagar, adicionando ao tratamento tradicional a ioga e a dieta macrobiótica, recuperou a saúde.

Depois da recuperação, Sal concluiu que precisava desesperadamente de uma ligação com Deus e tornou-se seminarista. Depois que se formou no ministério, constituiu sua própria igreja. Mais uma vez, as orações e os rituais tornavam-se parte de sua rotina.

Aos domingos, ela faz sermões para os fiéis. E também realiza casamentos, funerais e benze residências. Lidera retiros e passa a maior parte do tempo ajudando as pessoas a crescerem espiritualmente. Sua mensagem é simplesmente que merecemos amor e respeito.

Sal tornou-se mais gentil consigo mesma. Cuida-se de pequenas formas. Por exemplo, faz aulas de cerâmica e sai para comer sushi uma vez por semana. Depois de tudo que passou, Sal sente que tem sorte em estar viva. Quando olha para trás, conclui que buscava Deus no seu alcoolismo. "Procurei por Deus durante toda a vida, e agora Ele me abençoa com Sua presença", disse-me ela.

• • •

Não importam nossas circunstâncias, se soubermos usar as tintas corretas, tornaremos nossa vida bela e completa. Vidas autênticas resultam de um processo de aprofundamento que nos exige escutar nosso corpo, nosso coração e nossa mente. Um dos melhores métodos para fazer isso é a meditação, mas qualquer veículo de autoconsciência, como arte, escrita, ioga ou conversas que estimulem a reflexão irão nos levar a compreender quem somos de verdade.

A autoconsciência permite-nos separar nossas necessidades e desejos próprios daqueles de outras pessoas. Podemos perguntar mil vezes "Que parte dessa interação tem a ver comigo?, Que parte dessa situação não tem a ver comigo?"

Essas perguntas nos ensinam a não tomar as coisas no plano pessoal, além de possibilitar-nos assumir responsabilidade por nós mesmas.

Podemos aprender sobre a importância de olhar para dentro de nós mesmas continuamente, e nos monitorarmos sobre nossas particularidades, nossos pontos cegos e histórias recorrentes. Podemos nos educar para reconhecer nossos impulsos e pensamentos destrutivos sem sentir a compulsão de atuar sobre eles. Podemos nos conscientizar da nossa natureza crítica parando de criticar. Podemos prestar atenção àquela voz que vem do nosso eu profundo, que quer nos proteger e tomar conta de nós.

Aos sessenta e cinco anos, provavelmente, saberemos apreciar os dias comuns e esperar uma quantidade razoável de erros, sentimentos incômodos e reveses. Compreendemos que temos ferimentos e somos imperfeitos, mas que somos também bonitos e dignos de amor. Podemos concluir nossas batalhas dentro da realidade e nos dar mais do que aquilo que Ellen Burstyn chama "dias sem ombros".

Com a aceitação, vem a possibilidade de autoperdão. Como afirma Sharon Salzberg, "você pode buscar no mundo inteiro e nunca encontrar uma pessoa que valha a pena amar mais do que você própria".

Talvez a maior sabedoria implique saber, pelo menos, como ser generosa com aquele bebê louco dentro de nós. Quando aprendemos a fazer isso, podemos estender a compaixão aos outros. Podemos sinalizar que não há necessidade de pretensão. Ao crescermos, ensinamos. Nossa lição é que tudo bem sermos imperfeitas, confusas, contraditórias e maravilhosas como realmente somos.

Com a autoaceitação, temos menos necessidade de reconhecimento e prestígio. Podemos ser reconhecidas por nossa natureza competitiva, mas não nos sentimos compelidas a agir de acordo com os impulsos competitivos. Muitas das minhas amigas me dizem que têm menos necessidade de impressionar e conquistar. Sentem, por outro lado, ímpetos de alegria quando dão poder a outras pessoas.

• • •

Willow deixou de se ver como mera unidade de produção. Continuou trabalhando, mas num novo emprego: o de cuidadora de Saul. Tinha ainda um forte sentido de objetividade, mas também havia momentos em que não fazia nada. Aprendeu que, se por um lado é bom ser útil, às vezes é melhor não ser. Permitiu-se tirar cochilos ou ler a seção "Style" do jornal *New York Times*. Ela e Saul contavam cada vez mais piadas um para o outro. Quando, acidentalmente, se olhava no espelho ficava surpresa com seu próprio sorriso. Quando ouvia sua risada, pensava: "gosto desta versão de mim mesma".

No meu caso, eu sempre ansiava por uma vida melhor. A expressão "mesmo em Kyoto, anseio por Kyoto", se aplica a mim. Mas, aos setenta anos, estou plenamente contente com a minha vida como ela é. Muitas noites, vou dormir pensando que se este fosse meu último dia na Terra, estaria feliz com a forma como o vivi. Se eu soubesse que teria apenas uma semana de vida, não creio que mudaria muita coisa na minha rotina.

Da mesma forma, empenhei a maior parte da minha vida procurando ser uma versão melhor de mim mesma. Existe uma palavra em alemão, *"schlimmbesserung"*, que significa "se melhorar, piora". Às vezes, incorporo esse termo. Minha constante missão de ser uma pessoa melhor muitas vezes me impediu de apreciar minha própria personalidade.

Alguns budistas dizem "cada pessoa é perfeita como é, mas ainda cabem alguns ajustes".

Assim, me sinto com relação a mim. Para meu grande alívio, nem sempre sou consumida pelo desejo de ser melhor. Às vezes, fico feliz em ser quem sou. Sigo buscando, mas posso me soltar das amarras dos constantes projetos de aperfeiçoamento. Às vezes, aceito minha personalidade excêntrica e minhas neuroses como parte de quem sou.

Minha autoaceitação resulta de um processo lento que se arrasta há décadas. Mas, de vez em quando, vivencio uma epifania que resulta num surto de crescimento. Deixo-me levar para experimentar o brilho tanto cruel quanto amoroso do universo. Vejo-me e vejo os outros nitidamente, mas livre de julgamento. Aceito tudo.

Vivenciei tal momento quando num determinado mês de junho voei para as Bahamas com minha amiga Jan. Desde os vinte anos de idade, falávamos sobre essa viagem. Nossos maridos não gostavam de férias na praia e, durante muitos anos, não tínhamos dinheiro para um luxo desses. Mas, finalmente, aos sessenta e nove anos, eu estava pronta para ir. Jan e eu nos divertiríamos em qualquer lugar para onde fôssemos — caminhando numa trilha ou comendo em um buraco qualquer, mas agora estávamos numa ilha do Caribe com suas praias brancas, ondas azuis e palmeiras majestosas.

A viagem foi uma experiência singular. Acordávamos ao nascer do Sol e apreciávamos o poente todas as noites. Nossa agenda eram as ondas, nuvens, luz e flores. A não ser por um tempo de leitura em espaço fechado, no calor do dia, estávamos sempre ao ar livre. Caminhávamos pela praia, fazíamos refeições simples e remávamos na água azul turquesa. Jan não sabe nadar, mas eu mergulhei e observei lindos peixes e corais.

À noite, recostava-me numa espreguiçadeira no pátio e admirava as estrelas. Eram líquidas e se penduravam num céu não poluído. Eu conseguia ouvir a cadência das ondas do mar e a brisa nos altos coqueiros próximos. Uma noite, olhei o céu e me surgiu uma indagação. Esperava que as estrelas pudessem me indicar alguma grande verdade. Nem mesmo sabia qual era a pergunta, mas confiava que o céu teria a resposta.

Primeiramente, experimentei a lembrança dos meus parentes, que já haviam partido deste mundo. Quando me lembrei de momentos específicos com a maior parte deles, senti-me amada e feliz. Quando relembrei os poucos membros da família que me causaram grande sofrimento, uma máscara de dor cobriu meu rosto. Senti dor no coração quando concluí que nunca superamos as coisas; elas ficam dentro de nós prontas para serem lembradas e sentidas.

Busquei um sinal — uma estrela cadente para me dizer que minha avó estava me cumprimentando. Queria ser reconhecida, de algum modo, pelos meus ancestrais ou pelas próprias estrelas. Depois daquele pensamento, tive uma resposta para a pergunta, que eu não soube formular.

A resposta foi simplesmente esta: "Deixe que as estrelas sejam estrelas. Isso basta." Minha mente frenética tinha se moldado para, imediatamente, engendrar expectativas, exigências e até histórias sobre o que o céu deveria fazer por mim. Eu me vi na posição ridícula de tentar manipular o céu noturno.

"Deixe as estrelas serem estrelas." Senti uma onda de paz lavar meu corpo. Por um momento, simplesmente serenei.

Olhei o céu por um longo tempo. Senti gratidão. Percebi a sinceridade de simplesmente reconhecer o que está presente. Na minha vida pessoal isso poderia apenas significar chamar as coisas pelo seu nome. Durante toda a minha vida, tinha evitado chamar a dor de "dor". Tentava maquiar as coisas, para torná-las diferentes e melhores. E se eu chamasse a raiva de "raiva"? E a tristeza de "tristeza"? E se eu chamar a deslealdade pelo seu nome? E se eu pudesse dizer a palavra "amargura", em vez de me esforçar tanto para nunca experimentar essa emoção?

Não preciso distorcer nada, negar nada, nem reivindicar nada. E não preciso guardar nenhuma emoção por muito tempo. As emoções têm seu período de tempo e só é preciso dar tempo para que esse tempo se desdobre. Como disse Leonard Cohen, "os sentimentos interiores vêm e vão". E quando meu sentimento interior sair, simplesmente poderei rotular de forma correta a emoção e substituí-la.

Naquela noite, senti que vi o céu a partir da perspectiva mais ampla possível. As estrelas não caem para baixo ou para cima. Emitem um facho de luz na atmosfera. A epifania na praia deixou-me calma, alegre e em paz. Pelo menos naquele momento, senti-me curada. Também senti que alguma coisa dentro de mim havia mudado e que talvez minha vida agora seria diferente, mais sincera e menos cheia de necessidades.

O grande presente deste nosso estágio de vida é a autenticidade. Atingimos um ponto em nossa jornada em que, pelo menos por um momento, podemos descansar o timão do barco e apreciar o entorno. Perdemos os medos e descobrimos dentro de nós um poço profundo de força. Podemos apreciar tudo que vemos. Podemos sentir gratidão por nossa mente, coração e corpo. A maturidade e o coração nos dão a possibilidade de enxergar nossa vida a partir de múltiplos pontos de vista. Incluímos todos os nossos ancestrais e todos os seres vivos em nosso círculo de cuidados. Podemos aspirar à generosidade e à atenção aos outros. E podemos desfrutar dos constantes presentes que o mundo nos traz.

19. Ampla visão

"A grande coisa de se ficar velha é que você não perde as outras idades pelas quais passou."

Madeleine L'Engle

"Viva como se seus ancestrais vivessem novamente por intermédio de você."

Provérbio grego

Encontrei recentemente minha caixa de incenso folheada a ouro. Dez anos atrás, coloquei algumas orações dentro dela. Orações simples, às vezes com poucas palavras, "pela atitude de minha irmã", "pela saúde de meu irmão", ou "pelo casamento de minha amiga".

Abri a caixa e tirei todas as orações. Li cada uma, lentamente, e tentei me lembrar dos acontecimentos que haviam dado origem a elas. Concluí que todas tinham sido respondidas. Não por que eu tenha feito alguma coisa, nem necessariamente por qualquer coisa que tenha acontecido com as pessoas pelas quais eu estava rezando, mas porque o tempo havia transformado em irrelevantes aqueles problemas. Hoje, eu me encontrava num momento diferente. Tinha novos problemas. Refleti sobre a natureza abençoada do tempo que cobre todas as preocupações ao longo da história. Talvez seja isso o que signifique uma oração atendida: simplesmente, a suspensão da preocupação.

Na medida em que envelhecemos, temos mais consciência do nosso lugar no tempo profundo. Somos uma gota de água no rio que corre na linha do tempo evolutivo. Nossas histórias de vida datam do início do universo e a linhagem humanoide tem de quinze a vinte milhões de anos de idade. Estamos conectados aos ritmos e ciclos milenares e majestosos. Hoje estamos aqui compartilhando este momento no tempo com nossos amigos e família, nosso país, outros sete bilhões de pessoas e todos os seres vivos. Este senso de tempo profundo e da interconexão das coisas quase sempre nos chega tarde na vida. Quando podemos vivenciá-lo, sentimos uma tristeza e uma alegria profundas.

O tempo é um grande professor de perspectiva. Se nos permitirmos estar presentes e nos esforçarmos para compreender nossas experiências, o unguento do tempo pode nos curar. Nossa capacidade de cometer erros é ilimitada e o sofrimento, nas suas muitas diferentes formas, está sempre conosco. Mas, no curso de nossa vida, aprendemos que os humanos são projetados para absorverem choques adversos. Isso desenvolve em nós um certo respeito pela resiliência e pela infatigável natureza da esperança. Ao olharmos a nossa vida em retrospectiva, vemos um infindável ciclo de crises e crescimento.

"Aos sessenta e cinco anos, vivenciamos muitas experiências", diz meu primo Steve. Não há dúvida. Quando olhamos para trás, vemos alegrias e tristezas, erros e vitórias, momentos nos rios dourados e noites em que nos perdemos na escuridão. Podemos nos ver desde o berço.

Mal consigo me identificar com a mulher que eu era aos vinte e um anos de idade, quando vendi meu sangue para comprar um vestido preto vintage, coberto de contas pretas brilhantes. Quando chegava a algum lugar, cintilava como uma chama preta delgada. Mal consigo imaginar a jovem que comprou aquele vestido. Hoje, eu só venderia meu sangue por uma questão de vida ou morte. A maioria das vezes, uso calças de moletom e camisetas, e a última coisa que quero é chamar a atenção.

Mas, se buscamos continuidades, iremos encontrá-las. Hoje, gosto mais daquilo de que gostava quando tinha dez anos. Gosto de ler, estudar, nadar, caminhar e estar com amigos e família. Não importa em que estágio da vida eu estivesse, sempre gostei de cuidar de pessoas e animais. Recentemente, conversei com minha melhor amiga da oitava série, que se lembrava de que eu sempre sugeria que deitássemos na grama para admirar o céu. Ainda faço isso com minha família e amigos.

Quando eu era menina, passava horas lendo. Quando jovem, lia *Uma árvore nasce no Brooklyn*, *O diário de Anne Frank* e *O sol é para todos*. Adorava biografias de mulheres como Helen Keller, Madame Curie e Eleanor Roosevelt. A leitura me familiarizava com nossas capacidades humanas para o bem e para o mal. Ainda passo o tempo lendo livros que me ajudem a entender nossa complexa e multifacetada experiência humana, ao longo do tempo e do espaço.

Penso nos acontecimentos da minha vida, que começaram menos de um ano depois do fim da Segunda Guerra Mundial. Nossa geração formou-se no conflito coreano, na Guerra Fria, na Revolução Cubana, no movimento pelos direitos civis, no assassinato de John Kennedy, na Guerra do Vietnã, no impacto das mudanças climáticas, no 11 de Setembro e nas guerras do Oriente Médio.

Minha vida também foi moldada por pessoas que conheci ao longo do caminho, como a imigrante sueca que me ensinou a fazer cerâmica, uma excelente professora de inglês do ensino médio, meus professores de antropologia na Universidade da Califórnia, em Berkeley, alguns professores do meu curso da faculdade em psicologia clínica e meus orientadores e amigos de longa data. Desde 1972, tenho vivido numa comunidade de amigos locais e, mutuamente, temos moldado nossos gostos, valores e atitudes.

Entretanto, minha influência mais importante é a família. Observo seis gerações e, antes de morrer, com sorte, verei a sétima geração. Essa visão ampla da família me ajuda a refletir sobre questões como "o que é temperamento?", "quais são os efeitos da maternidade e da paternidade?", "da cultura?", "o que está no sangue?", "como me tornei quem sou hoje?".

Quando eu era menina, ficava mais fácil analisar essas perguntas. Todos tínhamos mais ou menos a mesma cultura e as mesmas oportunidades em Beaver City, Nebrasca. Estávamos expostos às mesmas notícias do mundo, o que nos dava vantagem em distinguir as características culturais, familiares e individuais. Sou feliz por ter vivido a infância numa cidade pequena. Hoje, não conhecemos mais os familiares das pessoas que vivem próximas a nós.

Os dois lados da minha família de origem eram bastante diferentes um do outro. A família de meu pai era irlandesa. As pessoas eram informais, fisicamente afetivas e gregárias. A família de minha mãe, da Escócia, era puritana e formal. Valorizava a educação, a responsabilidade moral e o dever cívico. Sou a mistura dos dois lados.

Minha mãe e minha avó materna tiveram mais influência sobre os meus valores. Vovó Page entendia que era seu dever me educar para ser uma pessoa com profundos valores morais. Nossas conversas eram sobre livros que líamos e as escolhas que eu fazia em termos de amigas e atividades. Ela me estimulava a pensar sobre as formas em que eu poderia ser útil ao mundo. Vovó Page me chamava de "minha Mary".

Meu senso de dever veio dessa avó. Ela me ensinou a pensar nos outros. Talvez eu tenha aprendido a lição um pouco além da conta! Ao longo da última década, venho trabalhando para aprender como pensar mais nas minhas próprias necessidades e alegrias.

Minha mãe era a única médica no município e fazia os exames físicos da escola, as autópsias, os partos, as cirurgias e cuidava das emergências médicas na estrada e na pista de corrida. Não tolerava insensatez. Detestava hipocondríacos, preguiçosos ou resmungões. Ela própria vivia sempre ocupada e esperava que nós, crianças, também nos ocupássemos.

Era uma boa mãe, mas nem sempre estava por perto e tinha pouca tolerância com relação a nossas necessidades emocionais. Se pedíamos para ficar em casa e não ir à escola, porque estávamos doentes, ela dizia: "Tudo bem. Vou aplicar uma injeção de penicilina e você vai ficar o dia inteiro na cama, tomando chá." Isso punha fim ao fingimento. Infelizmente, também punha fim às muitas das manifestações verdadeiras de dor.

Ao longo dos anos, também aprendemos com outras pessoas como não queremos ser. O tio avarento, a professora malvada, ou o pai severo nos inspiram a tomar um rumo diferente. Muitas mulheres se definiram quando decidiram ser o oposto de um exemplo negativo. Uma amiga com histórico de abandono e mãe alcoólatra me disse: "Quando me tornei mãe, jurei que seria diferente para meus filhos. Não bebia, nem fumava. Assava biscoitos e liderava um grupo de escoteiras. Nunca deixei de ir a um evento das crianças e estava sempre pronta a escutá-los. Eu sabia quem eles eram."

Destino e escolhas se entrelaçam para criar a pessoa que somos. É possível ver com nitidez o papel que a sorte e a oportunidade desempenham. Por exemplo, Jim estava na minha sala na faculdade. Eu o convidei para ser meu parceiro de estudos e, mais tarde, resolvemos namorar. Se eu tivesse ido para outra faculdade, numa outra época, não teria vivido minha vida. Todos temos muitas histórias como esta.

Assumindo uma posição estratégica, podemos ver nossa vida como se fossem rios com muitos afluentes que se juntam e entremeiam. Podemos ver as curvas leves e os igarapés, os córregos de degelo e os fluxos da primavera. Começamos a entender, então, o que é o leito do rio e o que é o rio, ou o que é perene e o que é efêmero.

Esta visão nos possibilita inspiração, alegria, luz e orientação prática. O exame do nosso passado acrescenta profundidade às relações, ajuda a nos compreender e nos permite experimentar profunda conexão com pessoas do nosso passado, do nosso presente e do nosso futuro, bem depois que não estivermos mais por aqui.

Em nossa idade, podemos resolver muitos problemas simplesmente porque nós os vivenciamos antes e aprendemos como agir. Quando alguém compartilha sua angústia conosco, sabemos como escutar e confortar. Sabemos como acolher ou acalmar uma criança. Podemos planejar um casamento ou um funeral, e nos comportar de forma adequada quando estamos sob dor física ou emocional. Podemos identificar as catástrofes que aprofundaram nosso coração e as pessoas e acontecimentos que modificaram a forma como olhamos o mundo e expandimos nosso imaginário moral.

• • •

Willow, a mulher de cabelos avermelhados, quase sempre refletia a longo prazo. Muitos membros da sua família haviam sido mortos no Holocausto. Quando olhava as poucas fotos dos seus avós e parentes, pensava sobre como sua vida poderia ter sido diferente se a guerra e o genocídio não tivessem acontecido. Seus pais possivelmente teriam ficado na Rússia, ligados à cidade onde suas famílias viviam havia centenas de anos, mas, em vez disso, se mudaram para Nova Iorque e Willow cresceu falando inglês.

Quando visualizava sua infância, via os pais limpando caixas de charuto ou contando o dinheiro no final do dia. Ela sentia o cheiro da sopa de beterraba com repolho que a mãe fazia. Lembrava-se dos anos de faculdade ou do seu discurso de formatura. Pensava nos colegas, muitos dos quais ainda mantinham contato. Tinha uma professora na lembrança, uma francesa que ensinava serviço social e que inspirou seu idealismo, ajudando-a a compreender o conceito de ética profissional.

Willow agradecia por ter encontrado Saul, pessoa dotada de bondade constante. Lamentava por ter trabalhado tanto e sido uma esposa desatenta durante quase todo o casamento. Mas hoje, ela compensava o tempo perdido Sentia que estavam mais fortes e melhores do que nunca. Vivenciar o mal de Parkinson tinha dado mais leveza e sentido de gratidão aos dois. Ela se sentia honrada por ter compartilhado a vida com Saul.

Mas o maior orgulho de Willow advinha de sua vida profissional. Ficava feliz quando se lembrava da época em que ajudava os pacientes a encontrarem uma casa, um médico ou um emprego. Saboreava as lembranças de Ruby, Myron e muitos outros. Lembrava das comemorações, quando ela levava pizza e cidra, e todos dançavam ao som de música cubana.

Sabia que tinha liderado a agência durante tempos difíceis e fazia uma grande diferença na vida dos portadores de deficiência intelectual crônica, na cidade de Nova Iorque. "Minha mãe e meu pai sentiriam orgulho de mim," pensava. "Fiz o que pude para tornar o planeta um lugar melhor."

• • •

Em Austin, Sylvia reflete sobre sua vida com um misto de tristeza e orgulho. Seus pais eram agricultores pobres e não tiveram os meios necessários para usufruir da vida. Cabia a ela tirar boas notas e se esforçar para ficar entre as melhores da classe. Gostaria que os pais tivessem desfrutado da companhia prazerosa de Lewis e dos amigos mais queridos dela. Fizeram uma viagem com Lenore a Padre Island, no Golfo do México, e foram de carro a Nova Orleans no Carnaval uma vez. Juntos, apreciavam boa comida, música country e a generosidade dos vizinhos e membros da igreja.

Os maiores arrependimentos de Sylvia estavam relacionados a Lenore, que tinha sido uma criança radiante e parecia destinada à felicidade. Sylvia guarda todos os troféus esportivos, de redação e de artes da filha. No entanto, a lembrança de Lenore hoje é complicada. Sente dor no coração quando pensa na filha, e uma mistura de emoções, tais como raiva, temor, tristeza e um intenso amor materno afloram.

Sylvia é grata por ter os netos junto a si e Lewis. Eles lhes dão alegria, são uma conexão com Lenore e constituem uma missão. Ela se orgulha da maneira como cuidam das crianças. Está guardando algum dinheiro por semana para que um dia todos possam sair em férias. À noite, quando não consegue dormir, Sylvia reza por Lenore. Se algum dia a filha voltar para casa, eles a acolherão. Ela faz parte da família e "família" é uma palavra sagrada para Sylvia.

• • •

Quando a ruiva Emma se sente só e triste, lança mão de uma estratégia de apoio que utiliza faz décadas: sua seleção de memórias agradáveis. A vida inteira, quando visitava lindos lugares, pensava: "Vou guardar este momento numa garrafa e levá-lo comigo." Hoje, quando os tempos ficam difíceis, ela pega a garrafa e bebe um gole do Parque Nacional de Yellowstone, ou do oceano Pacífico.

• • •

Nossas longas histórias ao lado dos amigos e familiares nos permitem dar a eles o amor de que precisam no presente. Lembro do meu marido como um músico cabeludo de vinte e dois anos, cantando "Teach Your Children" [Ensine seus filhos] e "The Green Grass of Home" [A grama verde de casa]. Eu o vejo como pai de um recém-nascido, diretor de uma clínica de saúde mental — que ficava ao lado de uma incubadora de galinhas —, e corredor de maratona. Consigo visualizar todos os estágios da vida de Jim, no homem grisalho que faz palavras cruzadas na nossa sala de estar. Compartilhamos quarenta e cinco anos juntos e sei o que o deixa feliz, irritado ou triste. E porque sei tudo isso, consigo fazê-lo rir ou confortá-lo quando não está bem.

Meu irmão contou a história de um alfaiate que queria visitar o novo papa. Sua pequena paróquia organizou uma coleta de doações para que ele fosse a Roma. O papa sensibilizou-se com a história da pequena paróquia e a longa jornada daquele homem. Recebeu o alfaiate numa audiência pessoal e os dois conversaram durante um tempo considerável. Quando o homem voltou para sua cidade, a paróquia organizou uma festa para ele e perguntou sobre o novo papa. A única coisa que o alfaiate tinha a dizer foi: "O papa veste tamanho quarenta e quatro médio."

Não vemos o mundo como ele é, mas como somos. Se estamos irritados e amargos, encontramos prova de hostilidade em qualquer coisa que vemos. Se somos crédulos, vemos evidências de bondade. O crescimento exige que, constantemente, ampliemos nossos pontos de vista. Começamos como bebês, seres relevantes únicos. Mais tarde, se nos desenvolvermos de maneira adequada, levaremos em consideração as opiniões de nossas famílias e colegas de escola. Como adultos, podemos continuar a expandir nossa capacidade de empatia com as pessoas que conhecemos. Se formos curiosos, não buscaremos apenas evidências que confirmem nossas estreitas opiniões, mas tentaremos compreender mais a respeito de tudo e de todos. Ansiamos por ver o mundo através das mais amplas lentes de aumento. Ao adotarmos uma visão mais ampla, podemos vivenciar gratidão, sabedoria e um sentimento de continuidade moral da vida. Isto fortalece nossas identidades e nos traz paz e sensação de contato.

O tempo e o imaginário moral são os grandes curandeiros da psique humana. Numa tarde de verão, assisti a uma cerimônia para nomear uma menina de um ano de idade, nascida em Nebrasca, filha de Mohamed e Tambu, de Serra Leoa. Eu era a avó honorária de Isatu, com o papel de fazer uma bênção. As pessoas tinham vindo de quatro diferentes estados para se reunirem num jardim comunitário, fora da cidade. Mohamed tocava música africana. Seus parentes mataram um pequeno bode, de modo ritualizado e não violento, e dividiram a carne entre os convidados. Isatu brincava com outras crianças sob as árvores, com seu vestido branco de cetim.

Quando eu estava saindo, Mohamed me entregou uma castanha de *kola* e me explicou que ela faz parte de todas as cerimônias no seu vilarejo. A castanha de *kola* representa a vida, o respeito e o valor. É do mesmo tamanho da castanha que conhecemos e é marrom-avermelhada. Mohamed disse que, no princípio, eu não gostaria do sabor, mas recomendou que eu continuasse a mastigar. No início são amargas, mas depois de mastigadas, tornam-se mais doces e, depois de um tempo, a boca parece mais limpa e o amargo desaparece. Disse-me que a castanha de *kola* nos ensina uma lição — muitas coisas que no princípio não são doces, assim se tornam com paciência e perseverança. Mordi a castanha e senti vontade de cuspir imediatamente. Mas Mohamed tinha razão. Enquanto mastigava, o amargo desaparecia e minha boca parecia mais fresca. Duvido que vá comer muitas castanhas de *kola* no futuro, mas gostaria de me lembrar da lição. O tempo tira da vida o ferrão e o deixa mais suave.

Se estamos crescendo, vemos nosso ciclo de cuidados se expandir num profundo sentido de conexão com todos os seres vivos. Sentimos uma empatia radical. Não existem o "nós" e o "eles". No nosso coração, somos iguais. Minha amiga Lynne descreve essa sensação como "profunda felicidade". Ela consegue olhar quase todos os encontros e sentir uma ressurgência de gratidão pelas pessoas com quem está. Quando caminha na natureza, sempre se encanta com a beleza e a maravilha. "Aprendi a deixar de lado uma porção de coisas," disse Lynne. "Às vezes, consigo aceitar a incerteza como um presente, em vez de algo a temer."

Com o tempo, muitas de nós nos tornamos complacentes e mais capazes de amar. Conseguimos olhar com afeto as épocas em que éramos jovens e vulneráveis a forças que não mais nos abatem. Amamos aquelas meninas perdidas e cuidamos da menina solitária, vulnerável e amedrontada que ainda existe dentro de nós. E conseguimos exteriorizar aquele amor por todos os seres vivos.

20. Tudo iluminado

"Vivemos no útero do universo e tudo é projetado para estarmos em segurança, felizes e amadas. Temos apenas que observar esta beleza ao nosso redor."

Joanne Friday

"A velhice não é uma doença, é um tempo de escalada. Enquanto a energia diminui, crescemos em direção à luz."

Mary Sarton

Emma planejou um encontro de família numa cabana nas montanhas, à beira de um lago, para celebrar os setenta anos de Chris. Levou pêssegos e cerejas, pão e queijo e barrinhas de cereal feitas em casa. Preparou um bolo de limão para o marido e comprou setenta velinhas. Junto a sua ansiedade e esperança, embalou jogos de tabuleiro, cadeiras de praia e protetor solar. Com os filhos e os netos juntos, durante quarenta e oito horas, chances haveria de ocorrer discussões e crises. E assim foi.

Uma das gêmeas saiu sozinha e todos se estressaram procurando por ela. Alice e a mulher do filho mais velho de Emma tiveram uma discussão, que começou numa conversa a respeito do uso de maionese nos sanduíches para uma trilha durante o dia e evoluiu para uma discussão metafórica sobre quem era a melhor dona de casa. Enquanto as mulheres discutiam sobre quem havia comprado o produto mais orgânico, Emma saiu porta afora.

Caminhou por cerca de cem metros da cabana e se deitou no solo macio da floresta, debaixo das árvores. O contato com a terra sempre a equilibrava emocionalmente. Enquanto observava o movimento das nuvens sobre os picos cobertos de neve, respirava profundamente. Inspirava calma e expirava estresse. Quando se pôs de pé, estava centrada e pronta para se juntar aos demais.

No domingo à tarde, todos se reuniram sob o céu ensolarado. As crianças mais novas brincavam junto à água e os adolescentes tentavam pescar truta. Os adultos, sentados nas cadeiras de praia, bebiam cerveja e riam das piadas contadas. Chris molhou os sapatos e as calças ao desembaraçar uma linha de pesca. Mais risadas se seguiram.

Emma sentou-se um pouco mais afastada, saboreando esse gostoso momento em família. O filho mais velho ofereceu pipoca e copos de papel para o vinho branco. As crianças construíram castelos na beira da água. Os pescadores de truta derrotados, porém contentes, se jogaram na água azul. Até as mulheres que tinham brigado, sorriam unidas. Ela se lembrou de um verso de um poema de Frost que aprendera na escola. "A Terra é o lugar perfeito para o amor: não sei onde pode haver melhor."

De repente, Emma sentiu que os íons no ar se modificavam e ela se viu totalmente imersa no momento. Sentiu como se estivesse no coração do universo e um grande ímpeto físico de pura felicidade a envolveu. O tempo parou por completo e todas as vozes ao redor se dissiparam. A atmosfera inteira brilhou com o que Emma podia descrever apenas como êxtase.

• • •

Bem-aventurança, iluminação, alumbramento e encantamento significam experiências difíceis de serem descritas em linguagem comum. Na verdade, podem ser apenas traduzidas metaforicamente. De fato, num estado de encantamento, tudo se transforma em metáfora.

Bem-aventurança, tal qual o orgasmo, é facilmente atingida depois de nossa primeira experiência. Dessa forma, sabemos que podemos fazer acontecer novamente. Momentos de felicidade profunda podem ocorrer ao longo de toda a nossa vida e, enquanto envelhecemos, esses instantes podem se tornar diários. Quando meus filhos eram pequenos e eu trabalhava em tempo integral, raramente desacelerava a ponto de conseguir me encantar com algo. Eu em geral estava cansada, correndo e preocupada com os deveres e afazeres. Hoje, com a vida mais relaxada, posso me movimentar mais lentamente para apreciar o que acontece ao meu redor.

O alumbramento nos possibilita um sentido diferente de nós mesmas. Sentimo-nos menores, mais modestas e mais conectadas aos outros. Não nos sentimos privilegiadas ou narcísicas, mas parte de uma humanidade comum.

Algumas pessoas têm predisposição ao alumbramento. Conheço algumas mulheres que andam por aí em êxtase. "A vida é tão assombrosa que sobra pouco tempo para muitas outras coisas", escreveu Emily Dickinson.

Outras não se assombram facilmente. Durante muitos anos, Sylvia não tinha energia para a felicidade completa. Sua vida era ocupada pelo trabalho e pelo estresse. Uma noite, então, algo aconteceu.

Era uma noite qualquer, no meio da semana. Sylvia chamou a família para jantar. Lewis insistia para que Max vestisse uma camisa antes de sentar-se à mesa, e isso deixou Max tão furioso que acabou jogando o prato de lasanha no chão. Lewis saiu da mesa imediatamente e foi ver TV. Grace começou a chorar. Sylvia acomodou o jantar de Grace numa bandeja e sentou-a ao lado de Lewis. Depois, abraçou Max com afeto, até que ele se acalmasse. Terminou seu jantar e limpou a sujeira.

Mais tarde, foi até a cama de Max, que já estava deitado. Leram juntos uns capítulos de *Os pioneiros* e depois se ajoelharam e rezaram. Ambos rezaram por Lenore e por uma manhã melhor. Quando Sylvia lhe deu um beijo de boa-noite, Max acariciou o rosto da avó e disse: "Vovó, você é tão linda."

Sylvia olhou-o nos olhos e compreendeu. Ela era velha, gorda e tinha dificuldade de locomoção, mas Max a achava linda. Sentiu, então, uma onda de ternura envolvê-la. Max parecia feito de luz. Ela estava exatamente onde queria de estar. Sabia que nunca viveria um momento melhor. Este era perfeito.

• • •

Durante toda a vida, a principal emoção de Kestrel tinha sido a preocupação. Havia sido hiperatenta, sempre monitorando os sinais dos outros que, de alguma maneira, a poderiam fazer sofrer. Mas, no último ano, o câncer e a morte de Evelyn, o encontro com a família e a generosidade de Becca a haviam transformado. Pela primeira vez na vida, ela se sentia tranquila. Era um estado emocional tão novo que ela levou alguns meses até mesmo para reconhecer e defini-lo.

De volta a Seattle, Becca tornou-se parte habitual de sua vida. Juntas, participavam de eventos Orgulho Gay, malhavam e preparavam o jantar de todas as noites. Enquanto Becca corrigia os trabalhos de alunos, Kestrel fazia palavras cruzadas. Kestrel conheceu a família e a mãe da companheira, chegando mesmo a participar da celebração do Natal em sua casa.

Num dia agradável de dezembro, Becca telefonou e convidou-a para um passeio a Ruby Beach. No caminho, conversaram sobre o que levar para a ceia de Natal e os planos para uma noite de Ano-Novo sem álcool, na casa de Becca. Chegaram ao meio-dia e, depois de comerem frango assado com ervilhas, caminharam pela praia, de mãos dadas, apreciando as belíssimas rochas.

Kestrel ouvia o barulho suave das ondas e o farfalhar das folhas das árvores ao vento. Sentia o odor da maresia. Caminharam ao longo da praia, durante quase toda a tarde. Por volta do pôr do sol, viram um pedaço prateado de madeira flutuando e se sentaram para admirar as ondas.

Kestrel segurou a mão de Becca e não soltou. Sempre que faziam isto, a respiração de Kestrel se acalmava e ficava mais profunda. De repente, viu na companheira alguém como ela própria, que lutava para se encontrar, querendo ser boa e amada. Diante dessa revelação, sua muralha protetora desabou, como cascas velhas que se desprendem das árvores. Sentiu que podia confiar não apenas em Becca, mas também em outras pessoas. Não tinha medo.

Jamais havia vivenciado a profunda serenidade que a envolveu. Antes que se desse conta de que estava falando, disse: "Eu te amo."

Ambas começaram a chorar.

• • •

Muitas de nós descobrimos modos de experimentar a bem-aventurança e o alumbramento quando vivenciamos a dor. Nossas perdas e tristezas nos impelem à redenção. Precisamos encontrar um estado emocional que equilibre nosso desespero. Um grande sofrimento pessoal pode, às vezes, expandir nossa alma a ponto de quebrá-la, e, assim, permitir a entrada de uma beleza imensa. Quando nosso coração se abre, nós nos identificamos e sentimos empatia pelos que sofrem. Rezamos não apenas por nós, mas por todos que estão sofrendo. Por fim, fazemos parte da comunidade do sofrimento e da perda, da fúria e do medo. Não nos sentimos sós na nossa dor, mas profundamente conectadas àqueles que já sentiram dor. Esta experiência induz ao encantamento.

Saul e Willow estavam exaustos quando voltaram para casa, depois da avaliação mensal do avanço do mal de Parkinson. Enfrentaram um engarrafamento de uma hora. O motorista do táxi falava e xingava sem parar e as buzinas e sirenes desafiavam seus nervos já em frangalhos. O médico havia dito que Saul estava perdendo força e controle muscular. Recomendou que comesse apenas comidas pastosas, uma vez que os músculos da garganta estavam frágeis e ele poderia se engasgar com um pedaço de carne ou maçã. Willow e Saul estremeceram diante da palavra "pastosa".

Seu apartamento lindo e sossegado era um alívio. Saul sentou-se numa das cadeiras em que ainda conseguia se acomodar e que dava para o oeste, para que ele pudesse assistir ao pôr do sol. Mas hoje chovia muito.

Naquela noite, no jantar, Saul se engasgou com um pequeno pedaço de batata no purê. O rosto ficou vermelho e ele sinalizou para Willow que precisava da manobra de Heimlich. O médico a havia ensinado como fazer e lhe entregara um folheto, mas ela não se lembrava das instruções, nem de onde havia colocado as instruções por escrito. Enquanto isso, Saul continuava engasgado.

Willow ficou apavorada e furiosa por não saber o que fazer. Mas correu para as costas de Saul, agarrou-o abaixo das costelas e apertou com toda a força que tinha. Um naco de comida saltou da boca do marido, atravessou a mesa e caiu sobre a cadeira de Willow. Saul ainda estava engasgado, mas conseguiu respirar. Ambos começaram a soluçar. Faltara pouco. Nenhum dos dois havia tido tanto medo antes.

Depois que pararam de chorar, não tinham mais vontade de comer. Simplesmente se olharam. Passados alguns minutos, Willow tirou os pratos e ajudou Saul a ir para a sala de estar. Acendeu algumas longas velas brancas, ligou o som e ouviram Ravel. A chuva persistia forte. Entretanto, a linda música e a luz das velas deu-lhes um pouco de paz.

Saul segurou-lhe a mão e disse: "Quando eu estava engasgado, tive medo, pois não conseguia respirar, mas não tenho medo de morrer. Tive uma vida fantástica com você. Quando Deus acionar o botão 'parar', estarei pronto."

Willow olhou seu rosto sábio e generoso. Era um cavalheiro, erudito e ávido por agradá-la. "Não perderia um só minuto da vida que vivemos juntos. L'Chaim.*"

• • •

Bem-aventurança é uma experiência de iluminação seguida de uma grande sensação de aceitação e tranquilidade. Alegria e gratidão fazem parte dessa experiência. Trazemos dentro de nós, simultaneamente, a tristeza mais profunda do mundo e a mais louca alegria. Experimentamos a dupla natureza da realidade. Depois que o calçadão de Nice foi destruído pelos terroristas, minha amiga Jan disse: "Que mundo é esse o nosso... tão lindo e tão desolador."

Quanto mais real a sensação de bem-aventurança, mais inteiramente diferente da realidade habitual ela é. É como se tivéssemos perdido os antolhos e pudéssemos enxergar amplamente. Nossas defesas, vaidades e problemas desaparecem no contexto de uma realidade maior e mais pura. A beleza de que sentimos falta em nossa consciência habitual faísca por toda parte. Somos bombardeadas por epifanias e tomadas por alumbramento.

Nem todos experimentam bem-aventurança à medida que envelhecem, mas nunca é tarde para buscar. E, se procurarmos, vamos encontrá-la, conforme me ensinou Dr. Jivago, há muito tempo. Se fizermos boas escolhas e tivermos boas intenções, estaremos preparados para a ventura e a

---

* Na cultura judaica significa "à vida".

alegria. Como diz uma amiga, "quando era mais jovem, eu me deleitava com sexo ou correndo uma maratona, mas hoje consigo sentir satisfação profunda olhando os tomates na feira".

Um dos caminhos mais rápidos para a bem-aventurança é vivenciar o temor diante de uma doença. De repente, a doçura da vida e a tragédia se desdobram diante de nós. Quando ouvimos que talvez tenhamos pouco tempo de vida, tudo nos parece incrivelmente precioso.

Minha amiga Jackie está próxima do fim de sua batalha contra um câncer. Há nove meses, quando recebeu o diagnóstico, ela era a dinâmica diretora de uma organização estatal. Não acreditava no seu infortúnio. Tinha um estilo de vida saudável e nunca havia faltado um só dia ao trabalho por causa de doença. A princípio, Jackie continuou indo ao escritório, e depois, por algum tempo, passou a trabalhar de casa. Agora está muito fraca, devido à quimioterapia e ao tratamento de radioterapia que continua.

Pouco depois do diagnóstico de Jackie, sua única filha ficou noiva do namorado com quem saía havia anos. Na metade do tratamento, a família comemorou o casamento. Naquele único dia, Jackie sentiu-se uma mulher saudável. Carregou cadeiras, deu as boas-vindas a todos que chegavam, ficou ao lado da filha durante a cerimônia, cantou e dançou com os parentes e, depois de tudo, ajudou a lavar os pratos. Não me surpreendo com o comportamento de Jackie. Não importa a circunstância, ela se comportaria assim no casamento da filha.

No início de setembro, Jackie veio passear no lago. Enquanto andava lentamente em direção a um banco para sentar-se, observei como estava magra e frágil. Ela me disse que os ossos estavam quebrando por causa do câncer. Tomava comprimidos contra a dor regularmente, embora contra a sua vontade. Sabia que precisava comer, mas a comida lhe causava enjoo.

Sentou-se sob o sol do fim da tarde e olhou na direção oeste para além do campo. As folhas verdes e douradas do algodão farfalhavam. A poucos metros, pescadores lançavam suas linhas e os caiaques deslizavam diante de nós.

Enquanto observávamos a cena bucólica, ela me disse que havia vivido todos os estágios do luto. Primeiro, ficou indignada. Tinha apenas cinquenta anos e queria trabalhar por mais uns vinte. Sentiu também raiva, pois sua filha ficaria sozinha. Jackie se perguntava por que uma força maligna ou alguém que quisesse morrer não deveria partir em seu lugar.

Jackie adorava estar viva, mas os constantes tratamentos de radiação e quimioterapia começavam a afetá-la. Havia tentado tratamentos experimentais extenuantes que a deixaram confusa. Era difícil controlar suas emoções, mas continuava a pautar sua vida nos pontos mais positivos possíveis. Por exemplo, como a filha havia tirado licença de alguns meses para acompanhá-la neste estágio, provavelmente passariam mais tempo juntas do que quando estava com saúde.

Durante esse período, Jackie vivenciou júbilo e dor. Estava doente e enfrentava a morte, mas sua capacidade de receber e dar amor havia aumentado muito, assim como sua capacidade de gratidão. Até ficar doente, Jackie nunca havia imaginado o quanto as pessoas gostavam dela. Tinha sido uma mulher independente, quase fóbica com relação a receber ajuda dos outros. Mas a doença lhe ensinou aceitar as ofertas de ajuda. Quase sempre se via emocionada diante da gratidão pela generosidade que recebia.

Enquanto Jackie e eu olhávamos o campo iluminado pela luz do sol e as nuvens refletiam no lago, ela se encantava. Precisava disso. As andorinhas voavam à nossa volta e um rouxinol pousado numa cerca cantou para ela, lindamente. Jackie respirou profundo e abriu os braços. Recitou seus versos favoritos de Willa Cather, "isto é felicidade — a se desmanchar em algo completo e grandioso".

Ninguém sabe quando vai morrer. As implicações, no entanto, são as mesmas para todas nós. Queremos que cada dia seja uma revelação, tanto quanto nos for possível. Todas podemos orquestrar as condições para alcançar a bem-aventurança. Retiros espirituais e outros lugares destinados a ajudar as pessoas na cura de vícios a traumas estão, em geral, localizados em lugares calmos e lindos. É esta mesma beleza que se torna agente da cura.

A iluminação quase sempre vem das pequenas experiências que surgem quando prestamos atenção às coisas. A iluminação conduz a mais iluminação. Podemos atingi-la passeando num parque, admirando a luz do sol nas árvores, rezando numa igreja, orando ou meditamos em nosso quarto, ou rindo com uma amiga. Podemos experimentá-la ao olhar o rosto de quem amamos. Essas coisas, se cuidadosamente observadas, podem atuar como uma redenção.

Em Nebrasca, um jeito garantido de experienciar a felicidade completa é observar as garças durante sua chegada em migração, ao longo do rio Platte, em março. Cerca de quinhentas mil garças chegam ao rio quando o Sol se põe, e o céu ecoa com o seu chamado um som que nos parece familiar desde antes de nascermos.

Todo ano, na primavera, celebro esse momento visitando o Santuário de Rowe, virando a noite à beira do rio Platte. As garças pousam logo depois do crepúsculo e formam ilhas no rio prateado. O céu fica cheio de pássaros. Seu canto sufoca todos os outros sons. Parece que o mundo é feito de garças.

Todos os anos elejo a melhor garça de todos os tempos. Porque todos os anos me deslumbro e não é possível analisar o deslumbramento. Aquele que é presente parece o melhor, pois está acontecendo naquele momento.

Temos uma gata de três patas que vem ao nosso quintal para comer o alimento que depositamos para os pássaros e as raposas. A primeira vez que meu neto viu esse gata, explodiu num choro. Ela é magrinha, sarnenta e está perpetuamente faminta. Não consegue correr com rapidez e poderia ser uma presa fácil de qualquer coruja, gavião ou coiote. Mas, de alguma maneira, ela sobreviveu durante os últimos anos.

Neste inverno, depois de uma semana cinzenta de muito frio, a temperatura aumentou e o Sol saiu. Olhei pela janela e vi a gata de três patas comendo a semente dos pássaros na entrada da garagem de casa. Depois do banquete, rolou de barriga para cima e ficou com as patas para o ar. Lambeu-se e então se esticou nitidamente embevecida por estar deitada sob um raio de sol. Pensei comigo: "Quero me sentir assim, tão extasiada quanto essa gata."

A bem-aventurança não acontece porque somos perfeitas ou estamos livres de problemas, mas porque, ao longo do anos, nos tornamos mais sábias e nos permitimos estar realmente presentes no momento. Adquirimos a capacidade de apreciar o que está aí. Este estado é o mais simples e o mais complexo das experiências humanas. Seja qual for a situação de cada uma de nós, todas podemos ter nossos dias de nos sentirmos como a gata de três patas inundada de sol.

Todas as grandes verdades são paradoxais. Estamos todas juntas e sozinhas. O tempo é tudo e é nada. A vida é alegre e é trágica. O cabo da Boa Esperança e o cabo das Tormentas são, literal e figurativamente, o mesmo lugar. Num estado de bem-aventurança, todos os paradoxos podem coexistir sem tensão. Causa e efeito podem existir, mas é difícil diferenciar um do outro. Tudo parece conectado e inevitável.

Caras irmãs, espero que possamos vivenciar a bem-aventurança. Quero que sintamos como é a vida grandiosa — como nossa vida pode ser intensa, alegre, dolorosa, complexa e linda. Abracemos tudo. Isto significa o nosso resgate quando navegamos este último pedaço do rio com suas correntes traiçoeiras, areia movediça, águas claras e poentes prateados.

Agradecimentos

Como ocorre com qualquer livro sobre a experiência humana, fico tentada a agradecer a todos que encontrei ao longo da vida. Todas as interações foram fortemente influenciadas por minhas posições a respeito do que os humanos fazem para os outros e pelos outros. Peço a todos os que encontrei que aceitem meus agradecimentos. Vocês foram meus professores.

Especificamente, gostaria de agradecer às pessoas que entrevistei — Eloise Kloefkorn, Sally Herrin, Cynthia Hishke, Pat Leach, Kay Young, Marge Manglitz, Paul Olson, Jan Enstrom e Scott Svoboda, Nan Schweiger, Jeanine Bray, Carmen Grant, Gretchen e Ardie Davis, Barbara di Bernard, Judith Gibson, Renee Sans Souci, Diane "Jeep" Ries, Diana Lofredo, Holly Kaye, Lynne Iser, Rondi Lightmark, Mary Lou Mittan, Rich Simon, Regina Edington, Florine Joseph e Paula D. Washington.

Quero agradecer a meus leitores e assistentes — Natalie O'Neal, Jan Zegers, Aubrey Streit Krug, Mary Dickinson, Kim Hachiya, Jamie Pipher, Sara Gilliam, Laura Wertz e Jan Isay. Os meus parabéns a John Gillian, meu consultor para assuntos de tecnologia, que me manteve escrevendo apesar das minhas mãos lesionadas e da minha falta de experiência em computação, e a Larry Williams, do Malone Center, Carmen Grant e Christy Hargesheimer, meus fiéis escudeiros. Agradecimentos também à minha consultora no centro de cuidados paliativos, Jeanine Bray.

Muito obrigada à minha agente e guia de navegação há trinta anos, Susan Lee Cohen, à minha editora maravilhosa, Nancy Miller, e ao grupo da Bloomsbury Publishing, que acreditou em mim e me ajudou a lançar esta embarcação.

Abençoada seja o Prairie Trout, meu grupo de escritores desde os anos 1980, meu filho, Zeke, minha filha, Sara, meu genro, John, minha nora, Jamie, e meus cinco netos — Kate, Aidan, Claire, Coltrane e Otis. Não tenho palavras para expressar minha gratidão a eles, que mantêm o equilíbrio da minha vida.

Índice remissivo

abuso sexual, 224
acampamento de mulheres, 18-19
aceitação
   e epifania, 246
   e escolhas, 119-121
   e contentamento, 31-32
   e netos, 209, 217-18
   e gratidão, 114
   e narrativas, 162
adaptações, na meia-idade à velhice
   transição, 11, 28, 30-31
adolescência, 12, 26-27, 42
afro-americanos, 146
Aids, 193, 225
Alcoólicos Anônimos, 154
alegria. *Ver também* epifania
   nos estágios da vida, 232-233
   e narrativas, 153, 154
   e sentido do tempo profundo, 232
   habilidades de construção, 14
   na solidão, 98-101
   talentos desconhecidos, 114
   oleoduto Keystone XL, 143-144
Aliança Nacional de Cuidadores, 71
ambiguidade, 15
Améry, Jean, 113
amizades. *Ver* relações
Ancestrais, 33, 202, 206, 229, 230. *Ver também* família
animais de estimação, 98
Another Country (Pipher), 168
aparência, 17
aposentadoria. *Ver também* trabalho e trabalho e identidade, 30, 75-76
apreciar, 58-59, 230
aptidões, para crescimento, 10-11, 18, 222-223
atenção
   e construindo um bom dia, 137
   e netos, 210
   e gratidão, 168

e relações, 180
autoaceitação, 227, 228
autoaperfeiçoamento, 228
autoconsciência, 106, 114, 120, 226
autocuidado
autoperdão, 226-227
autoproteção, 170

Banks, Dennis, 148
Bateson, Mary Catherine, 11
beleza
   como agente de cura, 248
   e identidade, 25-26
   em busca da, 59, 89, 137, 164, 194, 239, 245, 246
   sustentação, 178
   e juventude, 36-37, 44
bem-estar
   capacidade de,
   experiência de
   e netos
Boggs, Grace, 15
Brandon, Marlon, 184
Brecht, Bertolt, 56
Brookings Institute, 12
Brooks, David, 141
Bowlby, John, 83
Budismo, 114, 217, 228
Burstyn, Ellen, 227

cardeais, 89
Carstensen, Laura, 66
casamento entre pessoas do mesmo sexo, 192, 193-194

Cather, Willa, 248
clareza, 28, 49, 86, 124, 161-162, 246
círculo de relações afetivas, 185, 199
cirurgia plástica, 37
Cohen, Leonard, 230
competência, 30, 32, 37-38
compreensão de si
   e afirmação das próprias necessidades, 107, 110
   e autenticidade, 222-226
   e emoções, 110-114, 226-227
   e empoderamento, 106
   e humor, 227
   e alimentando a nossa voz interior, 106, 108, 109, 222, 226-227
   e afirmação de posição, 106-107
   e o poder do "não", 107, 109-110
   e autocuidado, 109-110
   e situações de mudança, 106
   aptidões para o crescimento, 18, 105-106
contentamento, 31, 72, 167-168
contrastes, 132
construindo um bom dia
   e atenção, 137
   e equilíbrio, 129, 132, 137
   projetos de curto prazo, 134
   e escolhas, 128
   encerrando o dia, 137
   suportando a dor, 130-131 e expectativas, 133

e luto, 135-137
e estresse, 128, 129, 132
e tempo, 128, 129, 134-135
construindo uma comunidade
inteligência prática, 142-143
formando um grupo, 143-145
participando de grupos existentes, 145-146
e cultura Ameríndia, 147-148
e propósito, 149
e rituais de sobrevivência, 97
e fixando limites, 142-143, 146
habilidades para, 18, 140
e agindo, 139-142
Coontz, Stephanie, 193
coroas, 36
corpos. *Ver também* questões de saúde; sexualidade
atitudes com relação a mudanças, 25
e estereótipos negativos de mulheres mais velhas, 12, 43
e rugas, 13, 38
juventude como ideal de, 36
crescimento
e autenticidade, 226, 230
e escolhas, 16, 17, 222-223
ciclos de, 232
e comportamento emergencial, 76
e epifanias, 228-230, 246
felicidade como combustível para, 28
incentivo para, 26
e intenção, 10, 28

e perda, 89
desespero vivenciado como trampolim para, 14
e olhar em perspectiva, 14
e resiliência, 76
e autocompreensão, 17, 106-107
aptidões de, 10, 11, 17, 222-223
sofrimento como combustível para, 28, 32
cuidado
reconhecimento do, 37, 72
como experiência do "isto e aquilo", 71
desafios do, 18, 70-71, 72-73
dos netos, 47, 61-62, 92-93, 191, 192, 207-208, 210-211, 237, 243
dos parceiros da vida, 69-70, 74-76, 81-82, 85-87, 118-119, 157, 227
dos pais, 77-78, 223, 225
e autocuidado, 74
como força para mulheres mais velhas, 36-37, 70
valor do, 72
cuidado paliativo, 79-80, 81
cultura ameríndia, 147
cura, modelos de, 85, 204

declarações de posicionamento, 107
desafios do envelhecimento
desafios culturais, 26-27, 35-36
desafios específicos de gênero, 12, 36-37

e gerontofobia, 38-39
administrando a, 10, 17
respostas resilientes aos, 9
desafios impostos pelo gênero, 12, 36-37
desespero, 14, 55, 140, 149, 154, 208, 245
desilusão, 116, 120
Dickinson, Emily, 243
Diller, Phyllis, 51
Diversidade da Mídia e Mudança Social
    Iniciativa, 36
dor
    e epifania, 245-246
    e construindo um bom dia, 130-131
    e morte, 79, 81
    efeitos da, 26
    como combustível para o crescimento, 31
    e gratidão, 167, 168, 169
    e luto, 83
    reverenciando a, 153
    e parceiros da vida, 191
    limitações da, 57-58
    e solidão, 93
    e narrativas, 155, 157, 160-161, 207
Durkheim, Émile, 185

Ebner-Eschenbach, Marie von, 26
Emmons, Robert, 165
emoções
    raiva, 112-113, 121, 122, 155, 223
    e construindo um bom dia, 128
    e cuidado, 73-77
    combinações de, 64, 65
    expressão de, 74, 113-114, 122, 223
    e questões de saúde, 55-56
    intensidade das, 113-114
    ouvir as, 14
    administração das, 14, 16, 19, 26, 27
    e dor, 79
    leque de, 31
    regular as, 222
    autoconhecimento, 110-114, 236
    assumindo a responsabilidade emocional pelos outros, 108, 114
    período de tempo das, 230
empatia
    capacidade de, 26, 28, 38, 76, 239, 245
    por cuidadoras, 72
    e cuidado, 73-74, 76
envelhecimento
    e preconceito geracional, 40
    desafios da, 12, 17, 36, 39
    e política pública, 43-44
epifanias, 229-230, 246
escolhas
    e aceitação, 119, 120
    de atitudes, 17-18, 28, 30, 116
    e construção de um bom dia, 128-129

consequências das, 27-28
e definições de riqueza, 123-124
e luto, 85
para o crescimento, 16, 18, 222-223
felicidade como escolha, 116
e intenção, 115-116, 118-120, 123, 124-126, 246-247
sentido construído com, 24
reatividade contrastada com, 121, 123
reconhecimento das, 10, 85
epigenética, 117
equilíbrio
   e a construção de um bom dia, 129, 133, 137
   e parceiros da vida, 189-190
equilíbrio emocional, 37, 153
espaço emocional, 189
estágios da vida. *Ver também* adolescência; transição da meia-idade à velhice
   desafios dos, 27-28, 92
   alegria dos, 232-333
   e lembranças, 237
estratégias de superação
   e a construção de um bom dia, 128
   capacidade para, 117
   e solidão, 101
   e perda, 11, 14, 15-16, 17, 27
   administrando as, 16
   e dor, 130-161

estresse
   e construindo um bom dia, 128, 129-130, 131-132
   avaliando, 131
exercícios de respiração, 109, 132, 242
expansão da alma, 28, 33
expectativas
   e construindo um bom dia, 133
   e netos, 216-217
   e parceiros da vida, 192
   e relações, 182-183
experiências de quase-morte, 169, 171

família. *Ver também* netos; parceiros da vida
   adoção de, 200
   e filhos adultos, 200, 203-204, 205, 208, 210, 217, 218, 221-222, 237
   e atitudes, 205
   e conflitos, 200-201
   histórico de, 202-203, 206
   e identidade, 199, 212-213, 214
   influência da, 233-234, 236, 237-238
   e relações entre as gerações, 206
   e cartas, 202
   e narrativas, 201
   e fotografias, 202
   e receitas, 198, 201
   encontros, 197-199, 200-201, 202-203, 241-242, 244
Fase Adulta II, 11

felicidade
  e atenção, 137
  e construindo um bom dia, 128, 137
  capacidade de construir, 14, 28
  como escolha, 116
  e construção de comunidade, 142
  profunda felicidade, 239
  como disposição, 10, 85
  e expectativas, 133
  formas de, 72
  como combustível para o crescimento, 28
  como processo, 10-11, 28, 31
  e solidão, 101
  estudos sobre idade e felicidade, 12-13
  e ser útil, 18, 71
Festival Popular das Montanhas Rochosas, 158-160
finanças, 38
Fox, Michael J., 204
fronteiras, 11
Frost, Robert, *A morte do lavrador (Death of the Hired Man)*, 65
Fuller, Margaret, 15, 222
funções cerebrais, 49

garças, 249
Gauthier, Mary, 88
Gawande, Atul, *Being Mortal*, 80
genealogia, 201
generosidade, cultivo da, 9, 14
geração Baby Boom, 23-25

Ghost Ranch, Novo México, 32-33, 140
Ginsburg, Ruth Bader, 190
Gottman, John, 189
gratidão
  e aceitação, 114
  e adaptação, 31
  e reconhecimento, 58-59, 230
  e epifania, 246
  e construindo um bom dia, 128
  capacidade de, 248
  e escolhas, 116
  e circunstâncias, 165, 166, 168-172
  e contentamento, 167
  e morte, 170-171
  e luto, 88-90
  diários sobre, 166
  e narrativas, 152-153, 170
  e relações, 167
  e o senso de finitude, 67
  habilidades para construir, 14, 17, 164
grupos de leitura, 98

Hildegard von Bingen, 166
histórias. *Ver narrativas*
histórias de resistência, 43
homens, papéis dos, 25
Humana, 36
humor
  e construindo um bom dia, 128
  e questões de saúde, 51-52, 56, 70
  e narrativas, 154-155, 161
  e autocompreensão, 227

idade avançada idosa, 11
idade cronológica, 11
identidade
    e competência, 30
    expansão da, 12
    e família, 199, 212-213, 214
    e sentido, 24
    e transição de meia-idade à velhice, 11, 12, 26
    e aposentadoria, 30, 75-76
    e o trabalho, 29-30, 41, 153
    iluminação, 242, 248-249
imaginação moral, 26, 114
Instituto Geena Davis de Gênero e Mídia, 36
inteligência distraída, 142
inteligência prática, 142-143
intenção
    e escolhas, 115-116, 118-120, 123, 125-126, 246-247
    e luto, 84
    e crescimento, 9-10, 28
    e questões de saúde, 122, 125, 126
    e visão perspectiva, 117-118
    resiliência construída pela, 9
interdependência, 39, 71
isolamento, 18, 26, 46, 91, 98

Japão, 39
Jeste, Diop, 12

King, Martin Luther, Jr., 145
Kingsolver, Barbara, 17
Kloefkorn, Bill, 135-136

Kloefkorn, Eloise, 135-137
"komorebi", 159

Lange, Ellen, 157
Le Sueur, Meridel, 43
lembranças
    e construindo um bom dia, 137
    e mudanças de narrativas, 49, 152, 153-154, 155, 156-159, 162, 237
    e relações, 185
    memórias sensoriais, 157
    e solidão, 98
leitura, 232, 233
limitações, 110, 155, 222, 224-225
Lindberg, Henrik, 92
luto
    e construindo um bom dia, 135-137
    e cuidado, 78
    experiência do, 82-84, 88
    e questões de saúde, 57, 59
    longevidade do, 88
    e processo de recuperação, 83, 88
    e relações, 47, 88, 181
    rituais de cura, 88-89
    e símbolos, 88-89
    o estágio de saudade e busca, 83
Lyubomirsky, Sonja, 117

Macy, Joanna, 32
Malone Center, 145-146
Marie Antonieta, rainha da França, 208
maximizadores, de expectativas, 133

Mead, Margaret, 25, 39
Means, Russell, 148
meditação, 74, 109, 182, 222, 226, 248
memória sensorial, 156-157
mídias sociais, 95, 128-129, 144
minimizadores, de expectativas, 133
modelos
    para netos, 211
    de cura, 84, 204
    ativistas sociais como, 15
morte
    atitudes em relação a, 29, 41, 77-78
    consciência da, 66-67
    e cuidado, 77-78, 79, 81-82, 85-86
    roteiros culturais para, 78
    negação da, 80-81
    e gratidão, 170-171
    e cuidados paliativos, 79-80, 81, 82
    imprevisibilidade da, 83
Movimento Ameríndio, 148, 184
mudança
    ritmo acelerado de, 25
    consciência da, 25-26
    nos corpos, 25, 26, 33, 45-48, 59
    nos netos, 216, 218
    na vida de parceiros, 187-188, 190
    nas narrativas, 152, 155-156, 159-161
    nas relações, 25, 47
    nos papéis, 11, 26-27
    na sexualidade, 46
mulheres mais velhas
    cuidado como força das, 37, 70
    complexidade das, 39
    estereótipos culturais das, 12, 26-27, 35-36, 39, 42, 43-44
    enfraquecimento das, 36-37, 44
    diversidade das, 16-18
    como idosas, 14
    invisibilidade das, 40-41
    respeito pelas, 43-44
    estudos sobre a felicidade, 12-13
música e memória, 157

Narcóticos Anônimos, 154
narrativas
    e cerimônias e eventos, 155
    mudanças e, 152, 154-155, 159-161
    controle das, 151-152
    histórias exemplares, 211
    e história cultural, 214
    e estereótipos culturais, 153
    e família, 201
    e perdão, 161
    e gratidão, 152, 170
    histórias curativas, 156, 162
    histórias afetivas, 156
    e comportamento positivo, 159-160
    e humor, 154-155, 161

sentido construído com, 24, 152, 153, 162
e lembranças, 49, 152, 153, 154, 155-156, 157-160, 161-162, 237
pontos de vista dos outros, 154-155
e dor, 155, 157, 160-161, 207
narrativas positivas, 14-15
e realidade, 152
histórias de reconciliação, 154
e histórias recorrentes, 226
histórias de resgates 154
e segunda história, 154
habilidades para administrar, 17
e solidão, 159
narrativas otimistas, 14, 15
Neugarten, Bernice, 11
níveis de energia, 129
novidade, abraçando a, 11, 15
netos
 e aceitação, 209, 217-218
 e epifania, 12, 15, 215-216, 237
 e construindo um bom dia, 129
 cuidando dos, 47, 61-62, 92-93, 94, 191, 192, 207-208, 210, 237, 243
 mudanças nos, 35, 218
 e história cultural, 214
 e expectativas, 216-217
 e lembranças, 209
 e educação moral, 211-213
 rituais com, 210
 tranquilidade, 210

O'Keeffe, Georgia, 32
olhar em perspectiva
 e construindo um bom dia, 129
 e expectativas, 133
 e gratidão, 172
 e crescimento, 14
 e narrativas, 153
 frases para, 117-118
 e resiliência, 133, 232
 recompensas de, 18
 e o tempo, 67, 232-235, 238
Oliver, Mary, 160
Olsen, Tillie, 15
orações, 108, 206, 224, 226, 231, 237, 243
O resgate de Ofélia (Pipher), 12, 26, 42

pacotes de cura, 53-54
pais, cuidado com os, 77-78, 222-223, 225
papéis
 designação de, 38
 mudanças de, 11, 26-27
 continuidade de, 25
 definição cultural de, 106, 107, 108
 papéis de gênero, 25, 192
 perda de, 10
 eliminando as limitações de, 114
papéis de gênero, 25, 192
paradoxos, 32-33, 71, 222, 250
parceiros da vida
 e equilíbrio, 190

cuidando dos, 69-70, 74-76, 81-82, 85-87, 118-119, 153, 227
   mudanças de, 187-188, 190
   e compromisso, 189, 193, 194, 195
   e conflitos, 187, 188, 189-190, 191, 196
   e divórcio, 110-112, 152, 181-182, 189-190, 192-193, 194
   e espaço emocional e social, 189-190
   e expectativas, 192
   perda de, 14, 31, 88-89
   e amizades externas, 189
   e dor, 191
   e casamento entre pessoas do mesmo sexo, 192, 193-194
Parque Olímpico Nacional, 194-195
passado
   examinando, 235
   libertar-se do, 11
Pastan, Linda, 84
Pasternak, Boris, Doutor Jivago, 163-164
Paul, Alice, 15
perda. *Ver também* luto
   enfrentando a, 11, 14, 15, 17-18, 27
   de parceiros da vida, 14, 31, 88-89
   e solidão, 92, 93-94
   velhice acompanhada de, 15
perdão, 161, 227, 239

Periyakoil, V.J., 81
perspectiva feminista, 11-12, 42, 43
Peterman, Rosa, 158
piadas sobre sogra, 12, 36, 43
Platão, 211
preconceito geracional, 40
profecias, 38, 116
pronomes no plural, para se dirigir a mulheres mais velhas, 37
propósito, 24, 28, 71, 149
pungência
   e expectativas, 133
   e o passar do tempo, 61-66

questões de saúde. *Ver também* cuidado
   adequações da, 56-57, 58-59, 70
   como tópico de conversa, 13, 50-51, 57, 58, 185, 195
   resposta emocional à, 56
   e humor, 51-52, 56, 70
   e intenção, 122, 125, 126
   limitações de, 15, 46, 48-49, 50, 53, 54, 57-58
   e solidão, 92, 97-98
   e velhice, 11
   reação a, 14, 15, 26, 46-47, 50, 52-53, 58, 247-249
   e sexualidade, 46

raiva, 112-113, 121, 122, 155, 223
reatividade, 120, 123, 132
Rede de Idosos Conscientes, 141

reestruturando, 117, 153, 155
relações
    mudanças nas, 24, 47
    e coterapia, 177-178
    e definições de riqueza, 123-124
    e expectativas, 183
    constituindo relações íntimas, 14, 18, 52, 95-96, 178-185
    e gratidão, 167
    e luto, 47, 88, 181
    e felicidade, 13
    e cerimônias de cura, 178
    e interdependência, 39, 71
    relações intergeracionais, 39-40, 44, 206
    e solidão, 95, 97-98
    e memória, 185
    valor das, 95, 179-180
Reserva Omaha, 148
resiliência
    e escolhas, 120
    cultivo da, 9, 14, 16, 17, 26, 31, 54
    resiliência emocional, 14, 26
    e gratidão, 171
    e luto, 88
    e crescimento, 76
    e narrativas, 153, 161-162
    e o olhar em perspectiva, 133, 232
    o eu resiliente, 84
resiliência construída com, 9
alumbramento, 242-243, 245, 246
resiliência emocional, 14, 26

respostas transcendentes
    e escolhas, 120
    ao luto, 89
    ao sofrimento, 31
ressentimento, 112-113
reversão de papéis, 38
Rio Platte, 18, 249
Robin, Vicki, 167
Rudner, Rita, 189

sabor pós-menopausa, (SPM), 25
Salzberg, Sharon, 196, 227
Santuário de Rowe, 249
"schlimmbesserung", 228
    e cuidar, 73-74
    e narrativas, 160
    otimização do, 29
    e autocompreensão, 109-110
segurança financeira, 124
Seligman, Martin, 134
senso de direção, 18
sentido
    e construindo um bom dia, 128
    e cuidado, 71
    e construindo narrativas com, 24, 152, 153, 162
    exploração do, 28
    e luto, 88-89
    aptidões para construir, 14
sexualidade
    mudanças na, 46
    e identidade, 25
    e estereótipos negativos de mulheres mais velhas, 12, 36

Smith, Emily Esfahani, "What is the Good Life?", 71-72
sofrimento
   e capacidade de empatia, 26, 28
   como combustível para o crescimento, 28, 31
solidão
   desafios da, 17, 91-92
   enfrentando a, 101
   e cultivando relações, 95, 97-98
   e luto, 82, 83
   e questões de saúde, 92, 98
   e decisões de outras pessoas, 92-96
   e cicatrizes de traumas da infância, 96-97
   e sexualidade, 46
   solitude comparada à, 92, 98-99, 101
solitude
   apreciando a, 98-101
   solidão comparada a, 92, 98-99, 101
   e narrativas, 159
Stafford, William, 85

Tailândia, 39
técnicas de concentração mental, 109, 188
tempo
   e construindo um bom dia, 128, 129, 134
   e netos, 209-210
   e gratidão, 167-168
   e luto, 88
   e intenção, 123
   e o olhar em perspectiva, 66, 232-235, 239
   pungência na passagem do, 62-66
   protegendo tempo e espaço, 107
   e relações, 179-180
   sentido do tempo profundo, 232
   e urgência, 85
tempo de vida, longevidade, 11, 189
tempos de vida dentro da vida, continuidades e descontinuidades, 23-24, 28, 33, 38
Thich Nhat Hanh, "Nossa verdadeira herança", 173
transição da meia-idade à velhice
   adaptações, 10-11, 28, 31
   como uma experiência "isso e aquilo", 15, 28
   e idade cronológica, 11
   contradições da, 28
   desafios culturais da, 27
   perspectiva comportamental, 26
   e identidade, 11, 12, 25-26
   jornada pela, 15
   paradoxos da, 32-33
   recompensas da, 18-19
   e questões femininas, 9
tribo dos Atabascanos, 43
tribo Omaha, 147-148
Trump, Donald, 32

Universidade Brigham Young, 98
utilidade, 17, 71, 88

verdade, 15
vírus Epstein-Barr, 225
vozes
    e alimentando a nossa voz interior, 106, 108, 109, 222, 227
    silenciamento das mulheres mais velhas, 36

A primeira edição deste livro foi publicada em fevereiro de 2021, ano em que se celebram 31 anos da fundação da Rosa dos Tempos, a primeira editora feminista brasileira.

O texto foi composto em Chaparral Pro, corpo 11/15. A impressão se deu sobre papel off-white pelo Sistema Cameron da Divisão Gráfica da Distribuidora Record.